Bernadett Gera

Emotionale Balance finden

IRISIANA

Bernadett Gera

Emotionale Balance finden

Mit der traditionellen chinesischen Medizin Gefühle verstehen und integrieren

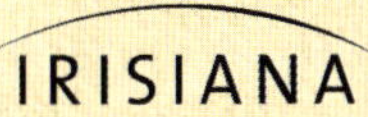

Impressum

Anmerkung
In diesem Buch wurde darauf verzichtet, konsequent gegendert zu schreiben, um eine hohe Lesbarkeit zu gewährleisten. Dennoch gelten alle Aussagen selbstverständlich geschlechtsunabhängig. Ebenso sollen gleichgeschlechtliche Paare in keiner Weise diskriminiert werden, wenn bei Schilderungen beispielhaft von Mann und Frau die Rede ist. Chinesische Begriffe wurden in der sogenannten Pinyin-Umschrift wiedergegeben.

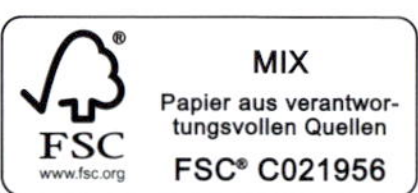

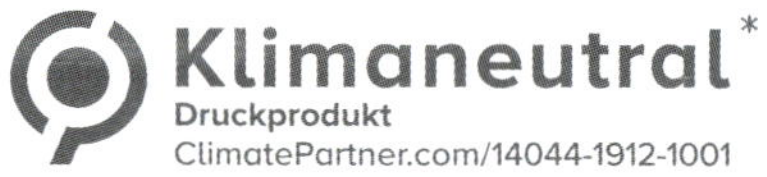

Penguin Random House Verlagsgruppe FSC® N001967

Bildnachweis:
Alle Bilder stammen von Forster&Martin mit Ausnahme von: Adobe Stock: 14 (E. Zacherl), 52 (Ron Dale)
Haare/Make up: Tina Maucher
Alle Illustrationen: Bernadett Gera

1. Auflage

Neumarkter Straße 28, 81673 München
Redaktion: Dr. Doortje Cramer-Scharnagl, Edewecht
Satz: KCFG – Medienagentur, Neuss
Projektleitung: Sven Beier
Bildredaktion und Leitung der Fotoproduktion: Sabine Kestler
Umschlaggestaltung: Geviert, Grafik & Typografie
Umschlagmotiv: © Forster&Martin
Druck und Bindung: Alcione, Lavis
Printed in Italy
ISBN: 978-3-424-15432-0

Der Kaiser fragte: Ich möchte wissen, durch was für Einflüsse die einhundert Krankheiten hervorgerufen werden?

Bei Zorn steigt das Qi auf.

Bei Freude wird das Qi frei.

Bei Traurigkeit schwindet das Qi.

Bei Angst sinkt das Qi.

Bei Kälte sammelt sich das Qi.

Bei Hitze fließt das Qi aus.

Bei Schreck wird das Qi chaotisch.

Bei Ermüdung wird das Qi geschädigt.

Bei Sorgen verknotet sich das Qi.

Diese neun Qi sind verschieden.

(Aus dem »*Klassiker des Gelben Kaisers*«)

Qi = Lebenskraft/Lebensenergie, die den Körper durchströmt und vitalisiert

Inhaltsverzeichnis

Einleitung

Der französische Schriftsteller Jean de la Fontaine (1621–1695) sagte einmal treffend, dass ein Mensch sich nur dann gut selbst pflegen könne, wenn er sich vollkommen und wirklich kenne. Sich selbst wirklich zu kennen beinhaltet neben dem Wahrnehmen der eigenen Emotionen auch das Wissen über ihre Entstehung, ihre gegenseitige Beeinflussung und die Verflechtungen innerhalb des Körpers. Sie sind unsere ständigen Begleiter und spiegeln viel von uns wider – sei es etwas, dessen wir uns bewusst oder auch (noch) nicht bewusst sind. Unsere Erfahrungen, die Erfahrungen unserer Vorfahren, unsere Gewohnheiten, Haltungen und Denkweisen drücken sich über emotionale Reaktionen aus.

Manchmal erscheint die emotionale Welt wie ein Labyrinth, durch das man sich hindurchnavigieren muss – doch je mehr wir über sie wissen, desto besser können wir sie als direkte Unterstützung nutzen. Emotionen sind eine wahrhafte Bereicherung, selbst wenn sie nicht immer so empfunden werden. Sie geben unmittelbare Informationen darüber, wie wir das, was uns im jeweiligen Moment widerfährt, auffassen und interpretieren. All dies sind unfassbar hilfreiche Schätze und Werkzeuge, wenn wir uns weiterentwickeln möchten und nach Harmonie und Ausgeglichenheit streben.

In jedem Schritt unseres Weges ist bereits ein Ziel enthalten. Betrachtet man das Leben als eine Möglichkeit, stetig zu lernen, zu forschen und sich zu entwickeln, dann sind Emotionen von unschätzbarem Wert. Vertrauen Sie ihnen und nutzen Sie sie, um sich Ihrer selbst bewusster zu werden und mit Leichtigkeit durch Ihr Leben zu navigieren. Ganz nebenbei unterstützt eine solchermaßen bewusste Haltung den eigenen Emotionen gegenüber dabei, aufmerksamer zu werden und sich durch die reduzierte Identifizierung mit den jeweiligen Emotionen nicht mehr so sehr von ihnen überwältigen oder vereinnahmen zu lassen: Man »ist« nicht die jeweilige Emotion, sondern sie dient als hilfreicher Spiegel für die Innenwelt. Diese Haltung unterstützt uns dabei, uns selbst in dieser Welt besser kennenzulernen und zu fühlen – so können wir vollständig am Leben und dessen Entwicklungsmöglichkeiten teilhaben.

Alles, was wir auf unserem Lebensweg erleben und erfahren, prägt sich auch auf der physischen Ebene in jede Zelle ein. Deswegen sind Bewegungs- und Heilkünste wie Qigong, die den physischen Körper in die Übungspraxis einbeziehen, sehr förderlich. Sie können Harmonie und Ausgleich fördern und im weiteren Verlauf dabei unterstützen, diesen ausgeglichenen inneren Zustand beizubehalten. Die Methoden lassen sich wundervoll kombinieren (beispielsweise mit Gesprächstherapien) und es ist nicht notwendig, jemand anderem die eigene Geschichte zu erzählen – es wird mit dem eigenen Körper gearbeitet und durch die enge Verbindung von Körper, Geist und Psyche beeinflusst jede Harmonisierung in einem Bereich zugleich und unmittelbar auch die anderen Bereiche.

Eines der aus meiner Sicht wichtigsten Zitate für das Verständnis von allem Innen und Außen stammt von dem Physiker Nikola Tesla (1856–1943). Er sagte, dass man die Welt dann am besten verstünde, wenn man beginne, in Schwingungen und Frequenzen zu denken. Das mag esoterisch oder allzu abstrakt anmuten. Doch entfaltet sich diese Aussage immer mehr, je tiefer man sich mit einem beliebigen Lebensbereich auseinandersetzt – sei es die Naturwissenschaft, Ingenieurwissenschaft oder Medizin. Blockaden aufzulösen, sodass eine lebensfördernde Energie freier im Körper fließen kann, ist eine »Arbeit« mit Schwingungen und Frequenzen. Emotionen sind Schwingungen. Gedanken sind Schwingungen. Alle Körperzellen sind Schwingungen.

Ruft man sich ein traumatisches Ereignis immer wieder bewusst ins Gedächtnis und geht es kontinuierlich durch, dann hält man die damit verbundene Energie meines Erachtens weiter aufrecht. Mein Ansatz ist vielmehr, zu erkennen, wie dieses Ereignis im Körper abgespeichert wurde und wie es sich im gegenwärtigen Moment ausdrückt. Die Aussage, Zeit sei relativ und heile Wunden, halte ich in diesem Zusammenhang für nicht treffend. Denn nur weil etwas nicht mehr unmittelbar im Bewusstsein ist (weil es beispielsweise verdrängt wurde), verschwindet es nicht. Es ist unter der Oberfläche nur weniger sichtbar. Der Einfluss bleibt bestehen.

Neuromuskuläre Erinnerungsspuren, welche nachweislich bei jedem emotionalen Erlebnis im Körper hinterlassen werden, können mit gezielten Qigong-Übungen nachhaltig aus dem Körper gelöscht werden. Muskeln, Bänder und Gelenke können so leichter Entspannung und Heilung finden, denn sie haben gemeinsame Nervenzentren mit den inneren Organen und stehen nicht zuletzt dadurch mit den jeweils zugeordneten Emotionen in Verbindung. Mentale Übungen, die von Meditation über kognitive Verhaltenstherapie bis zu Qigong reichen, können ein breiteres Bewusstsein und eine bessere Wahrnehmung für soziale Signale, eine tiefere Sensibilität für Ihre eigenen Gefühle und Körperempfindungen sowie eine anhaltende positive Einstellung ermöglichen.

Ich hoffe, dass dieses Buch Ihnen einen kleinen Einblick in die energetischen Prozesse Ihres Körpers gibt und dass die Informationen Ihnen dabei helfen, innere Harmonie und körperliche Vitalität zu fördern und zu erhalten. Hierzu finden Sie im ersten Teil des Buches sowohl wichtige allgemeine Hintergrundinformationen als auch Informationen zu einzelnen Emotionen – diesen ist jeweils ein eigenes Kapitel gewidmet. Ich möchte Ihnen ans Herz legen, alles durchzulesen – auch wenn ich nachvollziehen kann, dass man gerne nur das Kapitel herauspickt, das einen aktuell am meisten beschäftigt, und dann schnell zum Übungsteil voranschreiten möchte. Ich denke jedoch, dass Ihnen dieses Buch von deutlich größerem Nutzen sein kann, wenn Sie den theoretischen Teil vollständig lesen. Das Wissen über Emotionen, welche Sie für sich unter Umständen als weniger relevant empfinden, kann Ihnen dennoch helfen, besser mit den für Sie relevanten Gefühlen umzugehen. Sie erhalten ein besseres Verständnis für die inneren Zusammenhänge und den gegenseitigen Einfluss der verschiedenen Emotionen untereinander sowie mit den jeweiligen Organen. Dadurch können Sie tiefer in »Ihr Thema« eintauchen und letztlich mehr bewirken.

In jedem der Emotions-Kapitel finden Sie eine unterstützende Übung und zusätzlich eine große Übungsauswahl in der zweiten Hälfte des Buchs. Dort finden Sie sowohl Übungen, die allgemein bei jedem emotionalen Zustand unterstützend sein können, als auch gezielte Übungen für bestimmte Emotionen. In diesem zweiten Teil des Buches können Sie gerne von einer Seite zu einer anderen springen. Sie müssen keine bestimmte Reihenfolge beachten, um von der positiven Wirkung der Übungen zu profitieren.

Bedenken Sie bitte an jeder Stelle, dass keine Informationen verallgemeinert werden können. Ihre emotionale Welt, was in Ihnen vor sich geht und die Art und Weise, wie Sie sich nach außen hin ausdrücken, ist einzigartig. Es gibt Körperhaltungen oder Mimiken, die auf einen bestimmten emotionalen Zustand hindeuten oder diesen begünstigen. Daraus darf jedoch nicht geschlossen werden, dass diese Zusammenhänge zwangsläufig und unabdingbar sind.

Wenn in diesem Buch bei der Auflistung der fünf Emotionen von Freude die Rede ist, ist keineswegs die vitalisierende, hebende Freude gemeint. Vielmehr geht es um eine übermäßige ekstatische Freude, welche nicht mehr harmonisierend wirkt.

Zudem werden in diesem Buch Scham und Schuld angesprochen, obwohl sie (im Gegensatz zu den anderen fünf behandelten Emotionen) in den Zuordnungen der traditionellen chinesischen Medizin von Organen zu Emotionen nicht einbezogen werden. Ich denke jedoch, dass ihre Erwähnung vielen Lesern einen großen Mehrwert bieten kann, und hoffe, dass Sie von den Kapiteln profitieren.

Die Akupunkturpunkte sind in diesem Buch anhand von Grafiken dargestellt, in denen sie mit ausgeschriebenen Namen (zum Beispiel Leber 3) verzeichnet sind. Im Text werden der besseren Lesbarkeit wegen die Kurzformen verwendet (zum Beispiel Le 3).

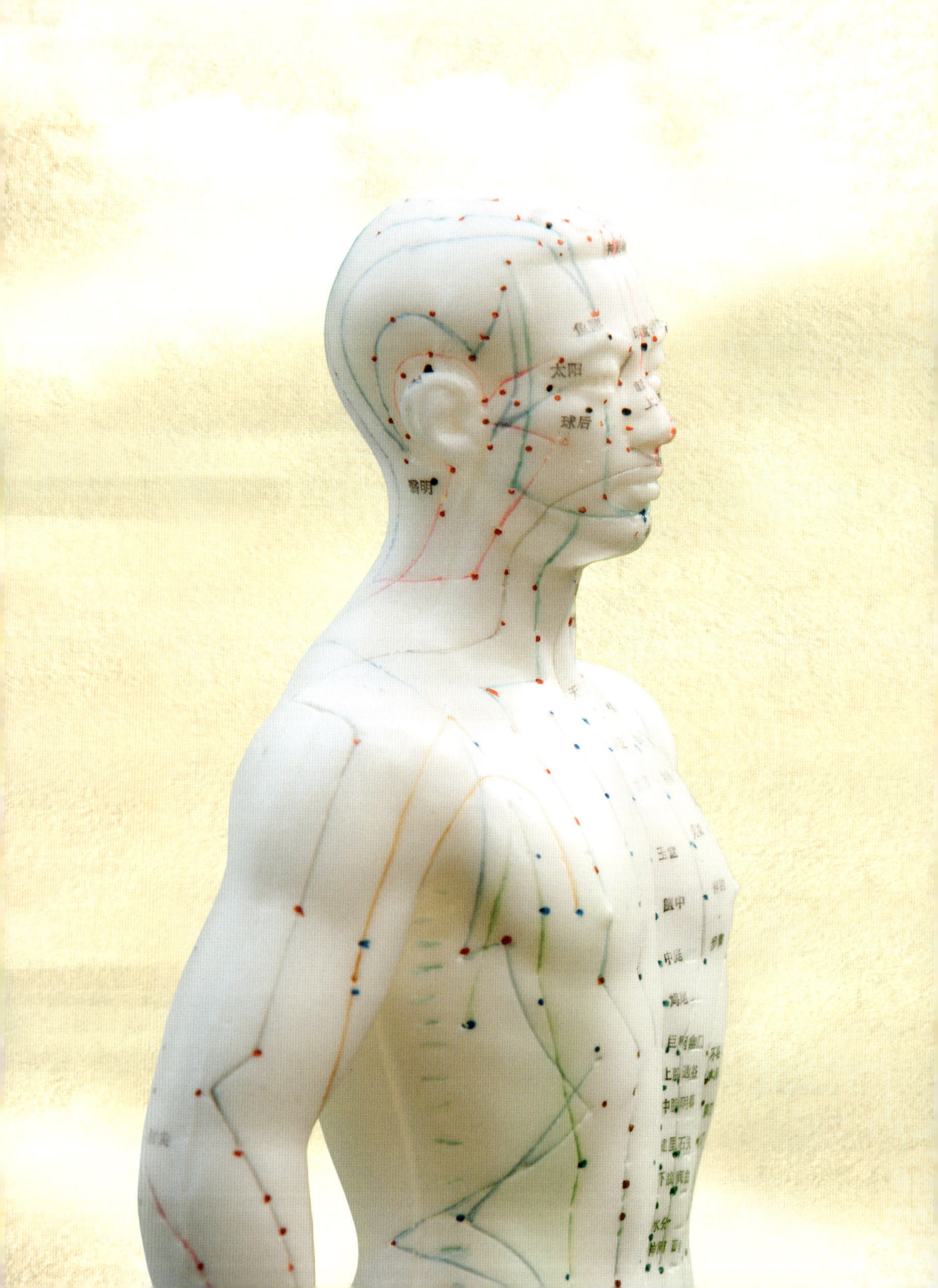
太阳
球后
翳明
玉堂
膻中
中庭

Ganzheitlich gesund – Zusammenhänge des Körpers verstehen

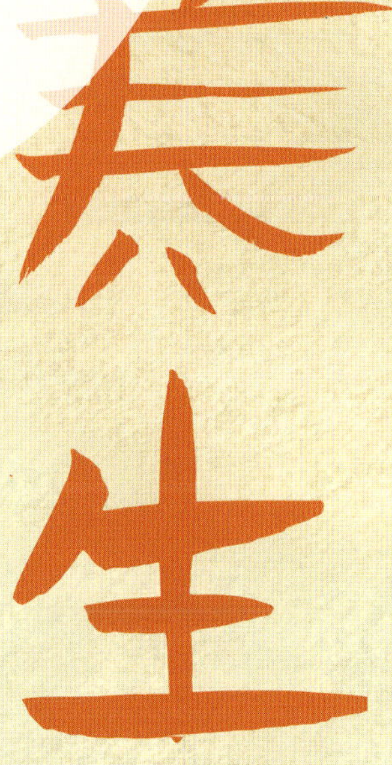

Gesundheit ist ein Zustand, in dem alle Ebenen innerhalb eines Organismus harmonisch ineinandergreifen und im Gleichklang mit der Umgebung (dem Makroorganismus) stehen.

Alles ist Energie (in chinesischer Ausdrucksweise: Qi) und diese Energie ist die Grundlage für alles in und um uns. Alle Phänomene sind im Grunde lediglich unterschiedliche Ausdrucksformen von Qi, einer Lebenskraft und Lebensenergie. Qi *erzeugt* alles und *ist* zugleich alles, was zur Welt der Phänomene gehört – inklusive der verschiedenen Emotionen.

Es gibt keine körperliche Beschwerde, die nicht früher oder später auch emotionale Auswirkungen zeigt. Ebenso wenig gibt es emotionale Beschwerden, die nicht auch körperlich bemerkbar sind. Dies ist eine Beobachtung, die sicherlich jeder bereits selbst gemacht hat.

Die westliche Medizin hat diese Betrachtungsweise inzwischen aufgegriffen, sieht die komplexen Vorgänge jedoch tendenziell kausal-analytisch, indem eines das andere erzeugt und umgekehrt. Emotionen, Körper, Psyche und Konstitution sind jedoch sehr stark miteinander vernetzt und greifen ineinander – diese Erkenntnis ist in der traditionellen chinesischen Medizin (TCM) seit jeher wesentlich. Sowohl in klassischen als auch in neuzeitlichen chinesischen Texten findet man den Begriff Yangsheng 養生, welcher als »das Leben nähren« übersetzt werden kann. »Ein Lächeln macht dich zehn Jahre jünger, während Sorgen graue Haare bringen«, lautet ein chinesisches Sprichwort und greift damit auf, was wir alle wissen: nämlich, dass unser Körper vorherrschende Emotionen auch in seiner Erscheinung widerspiegelt.

Emotionen und körperliche Symptome, Gedanken, äußere Umstände und lebensgeschichtliche Ereignisse sind eng miteinander verwoben und beeinflussen sich gegenseitig. Spätestens seit dem wachsenden Interesse an Psychoneuroimmunologie, Psychosomatik oder Spontanheilungen sind die direkten Auswirkungen von Emotionen auf unsere Gesundheit und unser Wohlbefinden ins allgemeine Bewusstsein getreten.

Die traditionelle chinesische Medizin, welche sich durch ihren ganzheitlichen Ansatz auszeichnet, achtet auf diese Wechselwirkungen. Sie hat ein eigenes Verständnis von Disharmonien, welche den Menschen über die Emotionen beeinflussen und sich umgekehrt über diese ausdrücken. Die energetische Beschaffenheit verschiedener Emotionen wird in der TCM hervorgehoben und in direkte Verbindung mit einzelnen inneren Organen gebracht. Beispiele aus dem Alltag sowie gängige Sprichwörter aus unseren Breitengraden decken sich mit dem jahrtausendealten Wissen aus dem Osten.

Im Westen spricht man beispielsweise davon, sich vor Angst in die Hose zu machen – in der traditionellen chinesischen Medizin wird die Emotion Angst in eine direkte Verbindung mit den Nieren und der (Harn-)Blase gebracht und damit anschaulich erklärt, weshalb dies tatsächlich geschieht (wie man bei Kindern in sehr angsteinflößenden Situationen oft gut beobachten kann). Ebenso ist das Sprichwort bekannt, dass einem eine Laus über die Leber gelaufen ist. Das Sprichwort verweist auf einen zornigen Zustand: Die energetische Beschaffenheit von Wut, Zorn, Reizbarkeit oder Ungeduld wird in der traditionellen chinesischen Medizin mit der Leber- und Gallenblasen-Energie assoziiert. Alles, was die Leber und Gallenblase anstrengt und dadurch den Energiefluss in diesen Organen hemmt, verstärkt die Wahrscheinlichkeit, dass der Körper mit Zorn, Reizbarkeit oder Ungeduld reagiert. Ein solch direkter Zusammenhang gilt auch für alle anderen Emotion-Organ-Beziehungen. Und wer kennt dies nicht? Sei es die Reizbarkeit oder Ungeduld bei einer zu starken Entgiftungskur oder die genervte Laune am Tag nach einem Geburtstag oder Silvester, bei dem ein Glas Wein mehr als üblich getrunken wurde? Oder der Kopfschmerz, der in diesem Fall ebenfalls auf eine Blockade der Leberenergie zurückgeführt werden kann und für eine bestimmte Körperchemie sorgt, welche Reizbarkeit oder Zorn begünstigt.

Bei all diesen Zusammenhängen ist der Körper jedoch keine Einbahnstraße. Ebenso, wie ein geschwächtes Organ bzw. sein jeweiliger energetischer Zustand eine bestimmte Emotion begünstigt, gilt gleichermaßen, dass die jeweilige übermäßige Emotion das ihr jeweils zugeordnete Organ und den freien Energiefluss in ihm schwächt.

Einmal hineingeraten, befindet man sich somit in einem Teufelskreis, aus dem das Aussteigen immer schwieriger wird, je mehr Zeit verstreicht. Ein ungesunder emotionaler Zustand wird zur Gewohnheit, schwingt unterschwellig im Alltag mit und beeinträchtigt in weiterer Folge die innere Ausgeglichenheit und Balance sowie das soziale und berufliche Leben. Er schwächt das ihm zugehörige Organ und den dort vorhandenen Energiefluss, was das weitere Bestehen der jeweiligen Emotion aufrechterhält.

Dabei sind auch die sogenannten »schädigenden Emotionen« an sich keineswegs schlecht – können sie doch als hilfreicher Hinweis darauf gesehen werden, dass ein inneres Energieungleichgewicht vorhanden ist. Der Körper kann als ein Werkzeug für das Aufarbeiten und das Lösen emotionaler Zustände und Reaktionen genutzt werden, welche direkt einzelnen Organen zugeordnet werden können und sich energetisch in diesen »festgesetzt« haben.

Doch Emotionen stehen nicht nur in enger Verbindung zu bestimmten Organen, auch wenn allein dieser Aspekt bereits eine große Auswirkung auf das Wohlbefinden und die Gesundheit hat. Mit Emotionen werden in der traditionellen chinesischen Medizin zudem einzelne Eigenschaften assoziiert, die sich bei einem Energieungleichgewicht nicht entfalten können. So mindert Ängstlichkeit beispielsweise die Willensstärke. Gleicht man das Energieungleichgewicht der zugeordneten Niere aus, wird dies in Folge nicht nur Ängste und die Tendenz zur Ängstlichkeit mindern, sondern ebenso hilfreiche Eigenschaften wie Willensstärke, Durchsetzungsfähigkeit und Durchhaltevermögen im Menschen steigern und festigen. Wird durch Übungen, welche in diesem Werk vorgestellt werden, der freie Energiefluss im Körper des Menschen gefördert, werden sich in der Zukunft keine schädigenden Emotionen mehr im Körper »festsetzen«. Alle positiven, psychischen und spirituellen Aspekte eines Menschen, die energetisch mit der jeweiligen Emotion und dem jeweiligen Organ verbunden sind, werden sich entfalten können.

Kein Mensch kann vermeiden, irgendwann im Laufe seines Lebens traurig, ängstlich, zornig, besorgt oder bedrückt zu sein – sei es aufgrund konkreter Umstände im eigenen Leben oder durch das emphatische »Einschwingen« in die Gefühle des Gegenübers. Wichtig ist, dass der Energiefluss dadurch nicht nachhaltig gehemmt bleibt und dass sich schädigende Emotionen nicht als Zustand festsetzen, sondern im Idealfall unmittelbar wie Wolken weiterziehen. Man ist nicht nur vitaler, wenn Emotionen einen nicht blockieren, sondern man kann der Welt auch offener begegnen und besser mit Situationen umgehen, da Präsenz und Gewahrsein steigen. Je höher Präsenz und Gewahrsein im gegenwärtigen Moment sind, desto einfacher ist es, nicht nur automatisch (alten Gewohnheiten entsprechend) zu handeln, sondern aus einem achtsamen Bewusstsein über sich selbst und aus dem Kontakt mit der Umgebung heraus. Im Grunde zeigen uns unsere Emotionen auf sehr hilfreiche Weise, wo wir uns in unserem Leben befinden und ob ein Bereich einer Veränderung bedarf.

Doch zunächst möchte ich Ihnen, quasi als Einstieg in all die spannenden körperlichen Zusammenhänge, einen kleinen Einblick in unser Gehirn geben – genauer in die Gehirnbereiche, die mit jenen Emotionen in Zusammenhang stehen können, unter denen Sie leiden. Lassen Sie sich von den anatomischen Fachbegriffen nicht abschrecken, dazu sind die nun folgenden Informationen viel zu interessant! Allerdings dürfen Sie, wenn Sie möchten, auch gerne direkt zum nächsten Abschnitt »Emotionen und das Konzept des Selbst« (Seite 22) übergehen.

Unser Gehirn

Lange Zeit ging man davon aus, dass allein das limbische System (eine Gruppe von Strukturen im Vorderhirn, die eine Funktionseinheit bilden) der Sitz der Emotionen in unserem Gehirn sei. Zum limbischen System gehört unter anderem die Amygdala, auch Mandelkern genannt. Dies Gebiet ist für die emotionale Wiedererkennung und Bewertung von Situationen sowie für die Furchtkonditionierung – und damit für intensive überlebensbasierte Emotionen – verantwortlich.

Ein anderer Teil des limbischen Systems ist der Hippocampus. Hier wird entschieden, welche Signale an die Amygdala weitergegeben und welche ignoriert werden. Der Hippocampus kann Emotionen effektiv regulieren, »katalogisiert« jedoch auch schlechte Erfahrungen der Vergangenheit. Erleben wir beispielsweise als Kind eine Bedrohung, die von intensiven Angstgefühlen begleitet wird, dann kann diese Erfahrung über Jahrzehnte hinweg unter anderem im Hippocampus eingebettet bleiben, sofern Sie sich nicht damit auseinandersetzen. Das wiederum erhöht die Wahrscheinlichkeit, beim kleinsten Reiz wütend oder ängstlich zu werden. Und Verhaltensweisen verstärken sich – nach dem Prinzip der Konditionierung – bei jeder Wiederholung, weswegen jede Veränderung Zeit und Energie erfordert. Sie ist jedoch durchaus möglich und die Tatsache, dass unser Gehirn auf alles reagiert und sich jederzeit verändert, kommt uns dabei zugute.

Inzwischen weiß man, dass nicht nur das limbische System, sondern auch die Großhirnrinde unsere Emotionen beeinflusst. Der präfrontale Kortex (ein Teil der Großhirnrinde an der Stirnseite des Gehirns) spielt als oberstes Kontrollzentrum des Hirns, als »Sitz der Vernunft«, eine ebenso entscheidende Rolle. Denn hier werden Signale aus der Umgebung sowie aus Muskeln, Gelenken und inneren Organen mit schon gespeicherten Gedächtnisinhalten und emotionalen Bewertungen abgeglichen und zu motorischen, intellektuellen und emotionalen Reaktionen verarbeitet. Der mediale (mittlere) präfrontale Kortex ist der einzige Teil der Großhirnrinde, der anscheinend die Reaktion des limbischen Systems, insbesondere der Amygdala, verändern kann.

Man geht außerdem davon aus, dass der Gyrus fusiformis (eine Windung an der Schläfenseite der Großhirnrinde) wichtig ist, denn bei autistischen Menschen und Menschen, denen es schwerfällt, den Gesichtsausdruck anderer einzuschätzen, kann eine geringere Aktivität dieser Gehirnregion festgestellt werden.

Insgesamt sind die Zusammenhänge äußerst komplex und die verschiedenen Gehirnregionen beeinflussen sich gegenseitig. Wer mehr darüber erfahren möchte, findet weiterführende Literatur unter den Stichworten »affektive Neurowissenschaften« und »Neurochemie«. Gleichzeitig gilt: Welche Bereiche auch immer eine Rolle spielen und wie hoch auch immer die Aktivität in einem Bereich gerade sein mag – das Gehirn verändert sich in jedem Moment, passt sich neuen Anforderungen an, und dies bis ins hohe Alter. Man nennt dies Neuroplastizität: Allein durch Denkprozesse können Gehirnstrukturen verändert, zum Beispiel vergrößert, werden. Ein häufig angeführtes Beispiel sind Londoner Taxifahrer, deren Hippocampus vergrößert war, der neben den oben beschriebenen Funktionen für die Orientierung im Raum zuständig ist.

Auch die Vorherrschaft einer bestimmten Emotion oder Gewohnheit, die Sie haben, kann sich ändern und damit Gehirnstrukturen beeinflussen. Überreaktionen können entstehen, wenn die Informationsweiterleitung bzw. -verarbeitung im Gehirn durch intensive Erfahrungen andere Wege nimmt, als es ohne diese Erfahrungen der Fall gewesen wäre. Daher sind Affirmationen keine schlechte Sache – sie können helfen, die eigene Denk- oder Sichtweise zu modifizieren. Über unser Bewusstsein und Gewahrsein lässt sich die Art und Weise, wie wir denken, uns verhalten und Situationen und Gegebenheiten auffassen, beeinflussen. Das ermöglicht Entwicklung und Wachstum. Tatsächlich liegt eine bemerkenswerte Fähigkeit des Menschen darin, die erwähnten Gehirnregionen allein durch das Bewusstsein zu aktivieren oder zu deaktivieren.

Dazu eignen sich unter anderem die Übungen in diesem Buch. Allerdings ist eine kleine Anstrengung Ihrerseits nötig, um emotional gelernte Reaktionen zu beeinflussen. Qigong-Übungen können in den langen Weg der Informationskette unter den Gehirnbereichen eingreifen, welcher bei Menschen mit schlechter emotionaler Selbstregulation beeinträchtigt ist. Bei diesen Menschen »übergeht« der Hippocampus den präfrontalen Kortex und bewertet selbst milde Reize wie lebensbedrohliche Katastrophen. Dadurch reagiert man zwar schneller auf mögliche Gefahren, jedoch auf Kosten der exakten Einschätzung von Situationen. Durch Qigong-Übungen wird der Hippocampus aktiviert, insbesondere sein »Eingangstor« namens Gyrus dentatus, der die emotionale Regulation in verschiedenen Teilen des Gehirns synchronisiert. Das versetzt uns in die Lage, intensive Emotionen zu beruhigen, und verschafft uns mehr Ausgeglichenheit sowie Leistungsfähigkeit.

Mit Qigong-Übungen lassen sich auch andere Gehirnbereiche, beispielsweise diejenigen, die für Gedankenwanderung und Selbstbestimmung entscheidend sind, vergrößern. Zeitgleich reduziert sich bei jeder Übungspraxis das Volumen der Amygdala, welche die sogenannte Kampf-und-Flucht-Reaktion aktiviert.

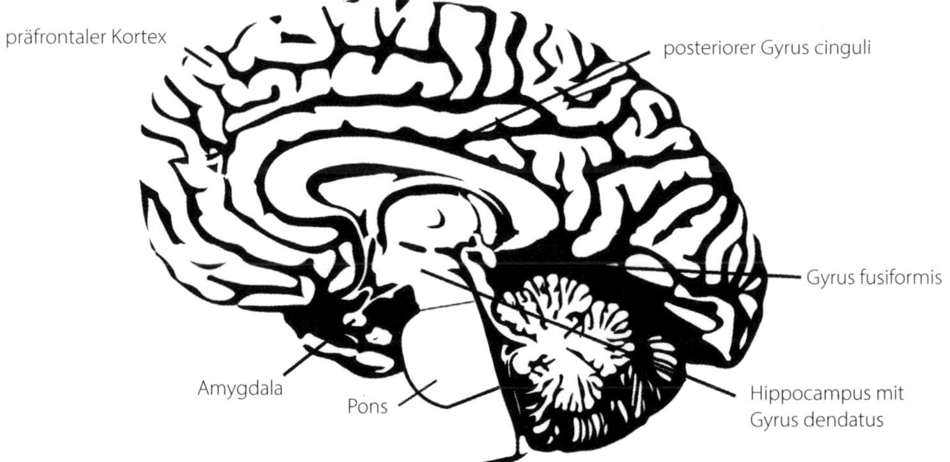

Bei alldem ist jedoch wichtig zu bedenken: Die wissenschaftliche Forschung hat bislang für keine einzige Emotion einen interindividuell konsistenten »physischen Fingerabdruck« finden können, auch wenn es oft Ähnlichkeiten im Körperausdruck verschiedener Personen gibt. Man stößt auf eine enorme Vielfalt, wenn man Elektroden am Gesicht verschiedener Personen anbringt und misst, wie sich die Gesichtsmuskeln während des Erlebens einer bestimmten Emotion tatsächlich bewegen. »Dieselbe« Emotion zeigt sich in dem einen Körper anders als in dem anderen, denn emotionale Zustände sind immer auch ein Produkt aus allen Körperreaktionen. Bezieht man dann noch andere Aspekte mit ein, beispielsweise kulturelle Unterschiede, wird das Thema sehr komplex.

Die Wahrscheinlichkeit, dass eine Körperhaltung oder Mimik auf einen bestimmten emotionalen Zustand hindeutet oder diesen begünstigt, mag also zwar vorhanden sein. Daraus auf immer gleiche Ursache-Wirkungs-Zusammenhänge zu schließen, wäre jedoch falsch. Wichtig ist an dieser Stelle, dass Emotionen auf einer Kombination aus den physikalischen Eigenschaften Ihres Körpers und einem flexiblen Gehirn beruhen, dessen Entwicklung wiederum von der Erziehung, Kultur und verschiedensten anderen Einflüssen in der Umgebung bestimmt wird. Wie eine Emotion in Ihnen entsteht, kann also nicht mit einer kurzen und pauschalen Antwort erklärt werden. Klar ist nur: Jeder Mensch kann sein Gehirn und seinen Körper selbst aktiv beeinflussen und verändern.

Emotionen und das Konzept des Selbst in der westlichen und östlichen Philosophie

Die Art und Weise, wie Beschwerden aufgefasst, behandelt und definiert werden, hängt stark von den jeweils herrschenden Glaubenssätzen und Weltanschauungen ab. Die Rolle kultureller Unterschiede bei der Definition von Krankheiten sollte man nicht unterschätzen. Chinesische verbale Ausdrücke lassen sich nicht ohne Weiteres kategorisieren – so wird beispielsweise Ärger sowohl somatisch als auch psychisch erlebt und beides spiegelt das dazugehörige Schriftzeichen wider. Die chinesische Auffassung ist wie bei allen traditionellen Kulturen, dass Emotionen Formen von Energie sind. Man gesteht ein, dass sie schädigen können, jedoch nicht, weil sie an sich gut oder böse sind, sondern weil ein Problem, das für ein Ungleichgewicht sorgt, (noch) nicht gelöst ist.

Emotionen fallen im chinesischen Denken in den Bereich von Xin 心 – ein Begriff, der unter anderem mit »Geist« und »Herz« übersetzt werden kann. Der Begriff für Emotionen, Qingzhi 情致, bezieht sich genau genommen auf sieben Emotionen. Sie werden auch die sieben psychischen oder geistigen Elemente, die sieben Dämonen, sieben Drachen oder sieben Leidenschaften genannt. Es handelt sich um Freude, Zorn, Kummer, Grübeln, Traurigkeit, Furcht/Schock und Angst, wobei es viele (man spricht meist von 25) Variationen gibt, in denen sie sich zeigen können. Oftmals werden diese Sieben heutzutage auf fünf Emotionen, Wuzhi 五致 (Freude, Zorn, Grübeln, Traurigkeit, Angst), reduziert.

Die Begriffe Qing 情 und Zhi 致 können beide für sich stehen und ebenfalls mit »Emotion« übersetzt werden, wobei einige Ärzte der Auffassung sind, dass Qing 情 mehr für manifestierte und Zhi 致 für latente Emotionen steht. Beide Begriffe werden oftmals zusammen als Qingzhi 情致 verwendet und stehen in enger Verbindung zu den Funktionen des viszeralen Systems.

Ein weiteres häufig für Emotionen verwendetes Wort ist Ganqing 感情. Dieser Begriff setzt sich aus zwei Zeichen zusammen: Gan 感, das mit »fühlen«, »erleben« oder »bewegt werden« übersetzt werden kann, sowie Qing 情 für »Emotionen«. Dass der Begriff aus diesen beiden Schriftzeichen zusammengesetzt ist, finde ich sehr interessant. Dadurch wird zum einen deutlich, dass wir die emotionale Energie direkt erleben – dass sie sich spürbar in uns ausdrückt –, und zum anderen wird der Aspekt der Qi-Bewegung aufgegriffen.

Der *»Klassiker des Gelben Kaisers«* gilt als das erste chinesische Werk, das Emotionen als Ursache von Krankheiten erwähnt. Darin heißt es, dass Emotionen die Lebenskraft Qi bewegen, wobei jede Bewegung ihren eigenen Charakter hat. Es werden fünf Emotionen genannt, die fünf Organen zugeordnet werden (Seite 39). Die Emotionen gelten als die äußeren Manifestationen der fünf viszeralen Systeme und jede Emotion ist untrennbar einem Energie-Organsystem zugeordnet. Der Einfluss einer Emotion erfolgt jeweils hauptsächlich innerhalb einer ihr zugeordneten sogenannten Wandlungsphase (Seite 46). Die Angst ist beispielsweise den Nieren und der Wandlungsphase Wasser zugeordnet. Die Emotion Angst hat somit unmittelbar Einfluss auf die Nieren (weniger beispielsweise auf den Magen) und agiert innerhalb der Einflusssphäre des Wassers. Ebenso haben die Nieren einen unmittelbaren Einfluss auf die Emotion Angst, sodass eine schwache oder unharmonische Nierenenergie das Entstehen von Angst begünstigt. Hält eine Emotion (beispielsweise Angst) an, kann die Essenz des Menschen verletzt werden. Werden Organe beeinträchtigt, wirkt sich dies nachteilig auf die Fähigkeit aus, Yin zu speichern, was sich wiederum auf die Lebenserwartung auswirkt.

Emotionen werden vor dem Hintergrund von Bewegungen und Wandel gesehen. Immer geht es dabei um die Ausgewogenheit der wirkenden Kräfte. Die Qualität der Qi-Reaktion hängt davon ab, welche Emotionen beteiligt sind.

Im *Liji*, dem konfuzianischen »*Buch der Riten*« aus dem 4. Jahrhundert, werden Emotionen mit Verlangen und Abneigung in Verbindung gebracht, die dem Menschen innewohnen und nicht erlernt werden müssen. Das Konzept von Anziehung und Ablehnung taucht im Laufe der Geschichte immer wieder auf und so findet sich die Aussage, die Emotion Freude entstehe aus Anziehung sowie Wut aus Abneigung, auch in anderen klassischen Schriften. Wichtig ist auch hier wieder zu betonen, dass es keine Anziehungskräfte oder Abneigungen gibt, die (an und für sich) gut oder schädlich sind. Der jeweilige Nutzen oder Schaden liegt in ihrer Ausprägung. Mit Emotionen umzugehen sei an die Fähigkeit gebunden, die wesentlichen Wünsche und Bedürfnisse zu unterscheiden, heißt es in vielen klassischen chinesischen Schriften. Im daoistischen Denken wird Wert darauf gelegt, Herz und Geist zu beruhigen und nicht durch innere und/oder äußere Ereignisse zu stören.

Der als größter Prosa-Autor der Tang-Dynastie geltende Han Yu (768–824) schrieb in einem seiner Werke, dass Emotionen entstünden, wenn eine Person mit der Welt in Kontakt komme. Emotionen können somit als innere Bewegungen aufgefasst werden, die durch ein Interagieren mit unserer Umgebung auftreten. Sie können sowohl Wohlergehen als auch Beschwerden verursachen, wenn sie – wie bei Letzterem – den Fluss der Lebensenergie Qi hemmen. Zugleich stellt die Bewegung des Qi die physiologische Grundlage von Emotionen dar: So kann eine körperliche Beschwerde (zum Beispiel eine Grippe, nachdem Kälte in den Körper eingedrungen ist) emotionale Zustände auslösen, die sich über Jahre hinziehen können, wenn das innere Gleichgewicht nicht wiederhergestellt wird. Die chinesische Medizin hat zahlreiche Wörter, die alle Arten von Blockaden und Stauungen fein differenziert beschreiben. Im buddhistischen Denken wird dieser Gedanke aufgegriffen, indem betont wird, wie wichtig es sei, sich von den verschiedenen Bindungen der Seele zu distanzieren, um diese zu lösen.

Ein bedeutender Aspekt, der in China seit jeher als sehr wichtig für die emotionale und mentale Gesundheit erachtet wird, sind zwischenmenschliche Beziehungen. Auch sollte man im Hinterkopf behalten, dass kulturelle Werte bei emotionalen oder mentalen Problemen unterstützend sein können.

Die westliche Medizin brachte im Laufe der Zeit zwar auch verschiedene Ansätze hervor, um die Zusammenhänge zwischen Psyche oder Emotionen und Körper zu beschreiben. Im Großen und Ganzen geht sie bis heute aber davon aus, dass eine körperliche Erkrankung, die zeitnah auf eine psychische Belastung folgt, Zeichen einer psychischen »Schwäche« sei. Es macht betroffen, wie oft das Etikett einer »psychosomatischen Erkrankung« vergeben und Betroffene in der Folge nicht nur herablassend behandelt, sondern nicht ernst genommen und mit vagen Annahmen und Schlussfolgerungen abgespeist werden. Was durch das Raster der rein körperlich orientierten westlichen Diagnose fällt, wird in die Schublade der psychosomatischen Medizin gesteckt.

Eine einheitliche Definition als Antwort auf die 1908 von Alfred Binet gestellte berühmte Frage, was Emotionen sind, gibt es also im Grunde nicht – auch wenn sich unzählige Philosophen, Psychologen und Biologen daran versucht haben.

Das Konzept von Shenti und seine Bedeutung für die Gesundheit

Der Begriff Shenti 身體 besteht aus zwei Begriffen (Shen und Ti), welche beide mit »Körper« übersetzt werden können. In Kombination werden sie manchmal als Körper-Person oder Körper-Selbst übersetzt – das beinhaltet physische, emotionale, spirituelle oder soziale Aspekte. Man kann sagen, dass Shen dabei einen stärkeren Bezug zum Selbst, Ti einen stärkeren Bezug zur Form hat. Ti wird im Sprachgebrauch häufig auch als Verb verwendet. »Verkörpern« ist dabei ein Prozess des Erkennens und Handelns – um etwas verkörpern zu können, muss es wahrgenommen, erkannt und aufgenommen werden. Ist es nach dieser Auseinandersetzung zu einem bestimmten Grad in einem integriert, zeigt es sich darin, wie wir handeln, was und wie wir etwas tun.

Wie man sieht, besteht ein deutlicher Unterschied zum Begriff »Körper« im Deutschen oder auch zum englischen Word »body«. So stammt der englische Begriff vom althochdeutschen »botah« ab, was »Wanne« oder »Behälter« bedeutet und damit wenig Aktives widerspiegelt. Shenti hingegen ist sowohl physisch als auch außerphysisch fähig, Veränderungen in der sozialen und in der natürlichen Welt wahrzunehmen, zu erschaffen, in Resonanz zu bringen oder zu verkörpern. Ähnlich wie Yin und Yang bestehen Psyche, Emotion und Körper zeitgleich und beeinflussen sich gegenseitig. Sie existieren nicht getrennt, sondern nur zusammen als dynamische Einheit. Dabei spielt auch die jeweilige Konstitution des Menschen eine Rolle: Auch sie beeinflusst – wie die Energie aller in diesem Buch angesprochenen Emotionen – den Qi-Fluss. Hat jemand zum Beispiel von Geburt an einen Qi-Mangel im Magen oder in der Leber, werden sich Erlebnisse bei ihm anders darstellen als bei jemandem ohne einen solchen Mangel.

Qi hat eine bestimmte Weise, wie es sich bestmöglich im Körper verteilt und fließt, an welchen Stellen es beispielsweise steigt oder sinkt. Energie muss aufgenommen, gespeichert, transformiert, ausgeschieden, freigesetzt und geleitet werden können. Um in Balance zu bleiben, müssen hierfür die Energiekanäle (Meridiane) des Körpers so frei wie möglich sein. Dafür eignen sich unter anderem alle Arten von Dehnübungen, da durch sie auch die Meridiane gedehnt werden, was wiederum den Qi-Fluss fördert. Je durchlässiger der Körper beziehungsweise die Energieleitbahnen, desto weniger können sich Emotionen festsetzen.

Stellen Sie sich einen Bach vor, in dem an einer Stelle ein großer Ast querliegt. Diese Blockade wird dafür sorgen, dass Blätter, die in den Bach fallen, hängen bleiben und sich stauen. Je freier das Wasser (Qi) in dem Bach (Meridiane) fließen kann, desto leichter können Blätter (Umstände und die dadurch ausgelösten Emotionen) weiterfließen. So kann man immer mit jeweils den Blättern umgehen, die neu in den Bach fallen, und hat nicht mehr die Bürde der vielen alten Blätter, die sich am Ast stauen. Nutzen Sie jeden einzelnen Moment dazu, eine direkte, unmittelbare Erfahrung zu machen. Ihr Körper ist ein wunderbares Werkzeug dafür – und genau dazu dient er im Sinne von Shenti.

Veränderungen erfordern Energie, das betrifft jeden Aspekt unseres Lebens – so wie bei einem Stein, der ins Rollen gebracht werden muss. Diese notwendige Energiezufuhr ist ein grundlegendes physikalisches Prinzip. Wenn es uns hingegen an Energie mangelt, nutzen wir im alltäglichen Sprachgebrauch Wörter wie »festgefahren«, »unmotiviert« oder »unproduktiv«. Doch anstatt auf diese Weise negativ herauszustreichen, dass momentan die Energie fehlt, sollten wir unser Augenmerk darauf richten, wie wir die Energiereserven wieder auffüllen können: Wie ernähren Sie sich? Wie (gut und lange) schlafen Sie? Wie viel Bewegung haben Sie? Ohne Energie kommt der Stein nicht ins Rollen, die Überwindung alter Denk- und Handlungsweisen wird erschwert. Das Gehirn fällt immer wieder darauf zurück, was einfach und bequem ist – und Sie stecken in einer Schleife fest.

Die traditionelle chinesische Medizin sieht Erkrankungen als ein Ungleichgewicht von Körper, Geist und Seele. Faktoren, die zu einem solchen Energie-Ungleichgewicht führen können, sind laut TCM:

- innere Faktoren (Angst, Wut, Traurigkeit, Sorgen, exzessive Freude …)
- äußere Faktoren (Kälte, Hitze, Feuchtigkeit, Trockenheit, Wind …)
- weitere Faktoren (Konstitution, Überarbeitung, Ernährung, Vergiftungen …)

Emotionen als Botschafter des Körpers und der Seele – ihre Bedeutung und Wirkung

»Emotion ist die Hauptquelle allen Bewusstwerdens. Ohne Emotionen kann man Dunkelheit nicht in Licht und Apathie nicht in Bewegung verwandeln.«

(C. G. Jung)

Wir unterscheiden gerne zwischen positiven und negativen Emotionen. Dabei werden alle Zustände, welche als inspirierend und hebend empfunden werden, den positiven Emotionen zugeordnet und alle, die in irgendeiner Form als einschränkend empfunden werden, als negativ bezeichnet. Gute und schlechte Emotionen gibt es in dem Sinn jedoch nicht. Vielmehr sollten wir die gesamte Breite an Emotionen als nützliches Werkzeug betrachten – auch wenn dies in vielen Situationen (selbstverständlich und vollkommen nachvollziehbar) nicht so empfunden wird. Vergegenwärtigen wir uns, dass wir uns selbst blockieren, wenn wir Emotionen als negativ und nicht erwünscht abstempeln, wenn wir sie ignorieren oder gar intensiv gegen sie ankämpfen und verbannen. Denn dadurch können wir die jeweilige emotionale Reaktion nicht bestmöglich für die eigene Entwicklung nutzen.

Jedes Ankämpfen gegen etwas verstärkt die jeweilige Sache nur. Alles, worauf Aufmerksamkeit gerichtet wird (unabhängig davon, ob wohlwollend oder nicht), gibt dem Objekt der Aufmerksamkeit mehr Energie und hält diese somit aktiv am Leben – jedoch ohne mit ihr umzugehen, ihre Facetten zu beleuchten und zu ergründen.

Oft wird mir die Frage gestellt, wie man sich von negativen Emotionen befreien könne. Ich denke, dass die Art dieser Fragestellung in manchen Fällen überhaupt erst verhindert, das angestrebte Ziel zu erreichen. Denn eine solche Art »interne Disziplin« anstatt Gewahrsein und Bewusstsein zu pflegen, wird mit höherer Wahrscheinlichkeit die Wahrnehmung der Emotionen und damit die Wahrnehmung der tieferen Ebenen unseres Selbst verhindern. Außerdem ist es hilfreich, aufkommende Emotionen im gesamten

Kontext einer bestimmten Situation zu sehen und nicht als abstraktes einzelnes Element herauszuheben, um sich davon zu befreien.

Der Fokus sollte meiner Ansicht nach nicht zu sehr darauf gelegt werden, Ursachen und Gründe für bestimmte Emotionen zu finden. Viele Menschen versuchen, ihre innere Landschaft aus Gedanken, Emotionen, Geist und Wahrnehmung zu regulieren, indem sie die Dinge und Menschen um sie herum »managen«. Dabei liegt sowohl die Ursache als auch die Lösung dessen, was wir erleben, in unserem Inneren. Möglichst aufrichtige und ehrliche Selbstreflexion ist ein wichtiger Schritt, wenn Sie sich gründlich mit Ihren Emotionen auseinandersetzen möchten. Versuchen Sie dabei, nicht zu »verkopft« vorzugehen.

Oft wird uns gerade die Ebene des Bewusstseins, die uns von Tieren unterscheidet, zur Falle: Wir lassen nicht los, wenn der Augenblick vorbei ist, in dem Angst oder Wut angebracht war, sondern wir halten die Situation in unserer Erinnerung aufrecht. So verharren wir in einem vergangenen Zustand, indem wir das Erlebte immer wieder im Kopf durchspielen oder ähnliche Situationen in die Zukunft projizieren. Beobachten Sie kleine Kinder oder Tiere – sie hängen ihren Emotionen nicht nach, sondern geben ihnen in dem jeweiligen Moment Ausdruck und lassen sie dann wieder ziehen. Im Gegensatz zu einem Kind oder Tier identifizieren wir uns mit steigendem Alter oftmals sehr stark mit unseren Emotionen, anstatt dem Wandel eine Chance zu geben. Dieses Bewusstsein birgt zugleich jedoch auch ein Geschenk, nämlich die Möglichkeit zum Wachstum: Körperliche Reaktionen entstehen instinktiv und unbewusst – nimmt man sie jedoch in dem Moment wahr, in dem sie sich zeigen (oder gar in oder kurz vor dem Moment ihrer Entstehung), dann kann man aus dieser achtsamen Verbindung viele Hinweise und Ratschläge erhalten. Man kann sich (nicht mit dem Verstand) zum Ursprung der Emotion leiten lassen, sodass sich die Qi-Stagnation im Körper lösen kann. Wird Energie frei, kommt es unmittelbar zu einer spürbar stärkeren Vitalität.

Sobald Qi wieder frei fließen und zirkulieren kann, lösen sich die damit zusammenhängenden energetischen Strukturen, Emotionen und körperlichen Beschwerden von selbst auf. Emotionen sind wie die Spitze des Eisbergs – sie sind die Stelle, an der etwas sichtbar wird. Diese sollten jedoch nicht nur kontrolliert beobachtet werden. Haben Sie schon einmal festgestellt, dass einige Menschen, die über einen langen Zeitraum hinweg Achtsamkeit praktizieren, wenig lebendig wirken? Ihnen fehlt die Kraft der Emotionen und der Ausdruck ihrer selbst, weil sie stets nur kontrolliert beobachten und so den Zugang zu ihren Emotionen dämpfen.

Solange Emotionen frei fließen können, schaden sie nicht. Erst ein Stagnieren führt zu vielfältigen Beschwerden.

Wie ein Fingerabdruck, so hat auch jeder von uns ein eigenes emotionales Muster. Darum kann man mit einer gewissen Wahrscheinlichkeit voraussagen, wie jemand reagieren wird. Zeigt sich eine Emotion, hat dies stets seinen Grund. Wird sie nicht ausgelebt, sondern ignoriert und übergangen, dann manifestiert sie sich irgendwann auf der physischen Ebene. Dabei sind Emotionen die natürlichen Reaktionen unseres Körpers auf Lebenserfahrungen. Sie sind ein intimes Kommunikationssystem, das unsere innere Realität von Moment zu Moment ausdrückt. So wundervoll, belebend und vielfältig – Emotionen sind die Regenbogenfarben unseres Lebens. Emotionen sind Botschafter, die Ihnen wichtige Dinge über sich selbst, Ihre Gesundheit und Ihre Beziehungen sowie über die Verbindung der inneren und äußeren Welt mitteilen. Sie sind Bestandteil der Kommunikation Ihres Körpers, Ihres Herzens und Ihres Geistes und haben wirklich immer einen Zweck. Verdrängt man sie oder lenkt sich schnell ab, indem man in Gedanken abschweift, das Thema wechselt, eine neue Handlung beginnt oder sich betäubt, schließt man ein Buch mit unendlich vielen interessanten und wichtigen Informationen. Nimmt man sie selbst kaum noch wahr, bleiben sie unter der Oberfläche und erhalten nicht die Möglichkeit, uns den Weg zu Ausgeglichenheit und Vitalität zu weisen. Wie bereits betont:

Emotionen, die als unangenehm empfunden werden, sind nicht per se negativ. Angst kann beispielsweise dabei helfen, in bedrohlichen Situationen aufmerksamer zu sein und sich zu schützen. Wut kann dabei helfen, für etwas oder jemanden einzustehen und gesunde Grenzen zu setzen. Sorgen können den Samen einer Fürsorge in sich tragen, Trauer den Samen des Abschieds und den Beginn von etwas Neuem.

Behalten Sie im Hinterkopf, dass alle »negativen« Emotionen aus zwei widersprüchlichen Impulsen bestehen – einem Impuls, der ein Handeln antreibt, und einem, der dieses Handeln hemmt und vereitelt. Auch wenn es anfangs schwierig sein mag, als unangenehm empfundene Emotionen wertzuschätzen: Ernst nehmen können wir sie allemal. Wenn Schmerzen oder Beschwerden auftreten, ist dies in der Regel ein Hinweis darauf, dass ein Bereich Ihres Lebens nicht im Gleichgewicht ist. Verwenden Sie Ihre Emotionen als Alarmglocke, um sich einzuschalten und sich zu fragen, was Sie beachten müssen, bevor solche körperlichen Signale auftreten.

Je mehr wir unsere Emotionen ganz neutral und wertfrei akzeptieren, desto leichter können wir mit ihnen arbeiten. Wir können sie als Werkzeug für unsere innere Entwicklung verwenden. Lassen Sie uns nach innen gehen und uns erforschen. Nicht, um uns selbst zu »verbessern« und »besser zu funktionieren«, sondern um uns wahrhaftiger kennenzulernen und wahrzunehmen – das liegt näher an einer Selbsterkenntnis als Ersteres!

> Emotionen sind mächtige Energieteilchen, die gelenkt werden können, um uns zu unterstützen. Sie bestehen aus tatsächlichen, materiell vorhandenen Molekülen, die mit elektromagnetischer und Quantenenergie schwingen.

Wenn Sie sich einmal aufmerksam über einen ganzen Tag hinweg beobachten, werden Sie merken, dass Ihre (emotionalen) Zustände bisweilen alle paar Sekunden oder Minuten wechseln – ein solcher Wechsel kann von allem Möglichen ausgelöst werden: von einem Geräusch, einem Duft, einer Aussage oder auch der Umgebungstemperatur. Ein Zustand, der über mehrere Stunden und Tage andauert, wird zum vorherrschenden Gemütszustand. Über Jahre wird er zu einem ausgetretenen Pfad. Dies bedeutet nichts anderes, als dass die Wahrscheinlichkeit, in einen bestimmten Zustand zu gelangen oder eine bestimmte Emotion zu verspüren, größer ist als die Wahrscheinlichkeit für einen anderen Zustand oder eine andere Emotion. Dann ist diese Emotion einfach stärker in unserem Körper materialisiert. Warum das wichtig ist, erläutere ich im folgenden Abschnitt.

Der emotionale Widerhall unserer Traumata

Der Umgang mit Emotionen spielt in vielen traditionellen Kulturen seit jeher eine Rolle, ein Verweis hierauf ist nicht nur in alten chinesischen Texten zu finden. Demgegenüber hat sich die Auffassung, dass Emotionen im Hinblick auf unser Wohlbefinden und auch sonst in allen Bereichen des Lebens eine wichtige Rolle spielen, in der modernen westlichen Wissenschaft erst seit wenigen Jahren etabliert.

Der Neurologe und Psychiater Viktor Frankl (1905–1997) schrieb, man könne einem Menschen alles nehmen – abgesehen von der Freiheit, die eigene Haltung jederzeit frei zu wählen. Wir selbst entscheiden, ob wir uns als Opfer der Umstände wahrnehmen (und dadurch auf der Stelle treten) oder mit dem, was uns widerfährt, umgehen. Letzteres ist schwieriger. Es erfordert Energie. Und es erfordert das Übernehmen der Verantwortung für die eigene Situation und die eigenen emotionalen Zustände. Aber es bedeutet Entwicklung und Wachstum. Alles, was neu geboren wird, ist mit Schmerzen verbunden (auch wenn dies kein Trost ist, wenn man sich mitten in einer fordernden Situation befindet). Aber vielleicht hilft der Gedanke daran, dass der Schmetterling sich auch erst durch den Kokon kämpfen muss, bevor er seine Schönheit strahlen lassen kann. Ebenso treten auch wir nicht leichtfüßig in dieses Leben, sondern »kämpfen« uns aus dem vertrauten Mutterbauch heraus. Alles hat seine Zeit und alles untersteht einem Wandel, durch den es in etwas Neues transformiert wird.

Selten setzen wir uns damit auseinander, wie schnell wir ein Erlebnis überwinden, vor allem wenn es sich um etwas Alltägliches und scheinbar Kleines handelt. Dabei ist vor allem in Alltäglichem oft viel verborgen und es verdient mindestens einen weiteren Blick (und Wertschätzung). Ein Trauma kann durchaus auch durch etwas scheinbar Belangloses entstehen, das uns dennoch nachhaltig beeinflusst und sich auswirkt. Daher sollten auch vermeintlich unwichtige, beiläufige Erlebnisse ernst genommen werden. Je weniger wir uns bewusst sind, desto weniger umfassend können wir uns und unsere Umgebung wahrnehmen. Nicht selten verblasst eine Wahrnehmung und Erinnerung, wenn beispielsweise die zugehörige Erfahrung schmerzhaft, beängstigend oder verletzend war. Selbstgewahrsein kann bei der Verarbeitung unterstützen und findet sich in allen traditionellen Lehren wieder. Ebenso ist es wichtig, nicht auf den ersten Aspekt, der aufkommt, den einzigen Fokus zu legen, sondern sich mit allen dazugehörigen Aspekten zu identifizieren. Versuchen Sie so gut wie möglich, für alles andere ebenso offen zu bleiben und alle eigenen Wahrnehmungen und Auffassungen zu hinterfragen.

Alle Emotionen wirken sich auf den Körper aus und können Blockaden verursachen, wenn sie nicht frei fließen (z. B. wenn sie keinen Ausdruck finden). Qigong-Übungen unterstützen uns, indem sie die Blockade auf körperlicher Ebene lösen (wobei Qigong-Übungen nicht ausschließlich auf der körperlichen Ebene wirken). Dadurch löst sich die Blockade anschließend auch leichter auf der mentalen und emotionalen Ebene. Ein traumatisches Ereignis kann beispielsweise dazu führen, dass der Körper seine Muskeln zusammenzieht und sich wie ein Schutzpanzer verhärtet, um das innere Selbst zu schützen. Wenn Sie Angst vor jemandem verspüren, der grob mit Ihnen umgeht, können sich als Reaktion darauf Nacken und Schultern sofort anspannen. Diese Spannung verhindert, dass Energie frei in Ihrem Körper zirkulieren kann. Infolgedessen kann Ihr Körper überreagieren und abschalten, was verschiedene körperliche Beschwerden und emotionale Ungleichgewichte verursacht. Qigong-Übungen entspannen verspannte Muskeln, die aus einem emotionalen Trauma resultieren. Wenn Qi wieder freier fließen kann, kann die durch das Erlebnis ausgelöste Blockade gelöst werden.

Eine schöne Übung ist es zu beobachten, wie lange ein emotionaler Zustand bestehen bleibt. Beeinflusst der Streit am Morgen Ihren Nachmittag, Abend oder gar den nächsten Tag? Sind Sie nachtragend? Unterschätzen Sie die Wirkung dieser Aufmerksamkeitsübung bitte nicht, so einfach sie wirken mag. Beurteilen und werten Sie nicht – weder, wenn Sie die Übung tagsüber vergessen (sie machen einfach weiter, sobald sie Ihnen wieder einfällt), noch, wie lange welcher Zustand aufkommt und andauert.

Ein Punkt, der Ihnen nach einigen Wochen Übungspraxis klarer als zuvor sein wird, ist die Fähigkeit des Körpers, Emotionen beziehungsweise deren Energie zu regulieren und sie in einen Zusammenhang mit dem Kontext zu bringen, in dem man sich befindet. Dadurch erhöht sich mit der Zeit auch nachhaltig die Resilienz, also die psychische Anpassungs- und Erholungsfähigkeit.

Wissenschaftliche Experimente haben immer wieder gezeigt, dass Gedanken das Wachstum von Pflanzen, Pilzen und Bakterien direkt beeinflussen können. William Tiller, seinerzeit Physikprofessor an der Stanford University, zeigte, dass Gedanken elektronische Instrumente beeinflussen können. Wie chinesische Gelehrte bereits vor Jahrtausenden sagten, ist alles Energie und steht in gegenseitigem Austausch und dadurch auch Einfluss. Bekannt ist heutzutage, dass unser Körper – so fest er auch zu sein scheint – aus dynamischer Energie besteht und sich in ständiger Schwingung befindet. Wird der Energiefluss unterbrochen, wie es bei traumatischen Erlebnissen besonders stark der Fall ist, verursachen die Energieblockaden (festsitzende Energie der Emotionen) eine konstante Reizung in Zellen und Gewebe. So niedrig diese auch sein mag, es gilt das Prinzip »Steter Tropfen höhlt den Stein«. Ein Trauma unterbricht von einem Moment zum nächsten den Qi- und Blutfluss, wobei Letzteres insbesondere bei tieferen Erlebnissen stattfindet. Die chinesische Medizin spricht von einer Unterbrechung der energetischen Kommunikation von Herz (Feuer) und Nieren (Wasser), was an das deutsche Sprichwort erinnert, etwas gehe einem an Herz und Nieren. Das Herz- und Nieren-Qi ist durch die sogenannte Shao-Yin-Achse, eine tiefliegende Leitbahn, verbunden. Das Hemmen des Qi-Flusses in dieser Leitbahn ist vergleichbar mit einem Verletzen der Lebensachse.

EXKURS – UNSERE AHNEN

Wenn wir über Emotionen sprechen, sollten wir einen wichtigen Aspekt nicht unerwähnt lassen. Ein Phänomen, das als »epigenetische Erbschaft« bekannt geworden ist, zeigt, dass wir auf energetischer Ebene über mehrere Generationen hinweg sehr viel von unseren Vorfahren aufnehmen. Ihre Schwächen und Stärken, ihre gesamte Lebensgeschichte und Lebensthemen sind in unseren Zellen als eine Art biologische Festplatte abgespeichert. Nachgewiesen wurde dies bis zu sechs Generationen und findet sich so auch in traditionellen Schriften beschrieben. Einige Erlebnisse, die Ihre Ahnen in ihrem Leben nicht lösen konnten, können Ihre Persönlichkeit in unerwünschter Weise gefärbt oder auch zu starken emotionalen und körperlichen Problemen geführt haben (oder dies noch immer tun). Manche energetische Signatur taucht vielleicht nicht in deutlich bemerkbarer Form auf und überspringt dann einfach eine Generation. Denken Sie an Ihr eigenes Leben. Fühlen Sie sich manchmal irgendwie blockiert? Falls ja, ist es möglich, dass ein Teil Ihres emotionalen Gepäcks auf einige Ihrer Vorfahren zurückgeht, die schwierige Zeiten durchlebten?

Wir müssen jedoch gar nicht so abstrakt werden. Sehr konkret wissen wir alle aus eigener Erfahrung, dass emotionale Muster von Eltern an ihre Kinder weitergegeben werden. Eltern und Bezugspersonen schaffen die Grundlage für das Selbstverständnis und die zukünftigen Beziehungen eines Kindes. Wenn ein Kind nicht die Liebe und Aufmerksamkeit erhält, die es braucht, können Misstrauen und ein sich wiederholender Kreislauf unerfüllter emotionaler Bedürfnisse entstehen. Erfahrungen wie Verlassenheit und Verrat können bewirken, dass ein Mensch seine Fähigkeit anzweifelt, zu lieben oder geliebt zu werden.

Die traumatischen Erfahrungen Ihrer Eltern in deren Vergangenheit und die Spannungen in deren Körper beeinflussten, wie sie Sie als Kind behandelten. Zudem haben Sie viele Verhaltens- und Denkweisen wie ein Abziehbild von den Eltern übernommen, denn ein Kind lernt durch Nachahmung. Das muss so sein, um zu überleben – die unmittelbaren Nächsten dienen dabei als Vorbilder.

Täuschen Sie sich nicht, wenn Sie meinen, Sie seien »ganz anders«. Selbst wenn Sie innerlich gegen die Verhaltensweisen Ihrer Eltern rebelliert haben und sich nun scheinbar gegenteilig verhalten: Solange die energetischen Strukturen nicht tatsächlich aufgelöst wurden (und das ist eine innere »Arbeit«, welche unter anderem durch Aufmerksamkeit und Bewusstwerdung geschieht), sind Sie unter Umständen nur die andere Seite derselben Medaille. Sie handeln in diesem Fall ebenso mechanisch und ebenso konditioniert, nur wirkt es aufgrund der unterschiedlichen Ausdrucksweise anders.

Mit Emotionen und eigenen Mustern vertraut zu werden, ist der erste Schritt, etwas zu verändern und eine tatsächliche Freiheit zu gewinnen. Viele Selbsthilfebücher und Therapeuten vertreten die Meinung, es gebe bestimmte Formeln, die mehr oder weniger (mit kleinen Abwandlungen) für jeden anwendbar seien, um sich von Emotionen und Zuständen zu »befreien«. Doch genauso wie Medikamentendosierungen individuell sind, so ist es auch der Umgang mit emotionalen Zuständen. Vergessen Sie nicht, dass ähnliche Erlebnisse bei unterschiedlichen Menschen unterschiedliche Reaktionen hervorrufen können. Die DNA beeinflusst definitiv unsere emotionalen Eigenschaften, ebenso die Muster der Gehirnaktivität. Beides ist geprägt von den Erfahrungen unserer Vorfahren.

Eine Übung, welche sich zur Unterstützung bei Traumata bewährt hat und zu der ich viele positive Rückmeldungen erhalten habe, ist die sogenannte Fuß-Stab-Übung. Da ich sie bereits in meinem Buch »Fuß-Qigong« ausführlich beschrieben habe, möchte ich an dieser Stelle gerne nur auf sie verweisen, um Wiederholungen für alle Leser zu vermeiden, die das Buch bereits besitzen. Sie eignet sich für alle Emotionen und unterstützt in allen Fällen zusätzlich die Nierenenergie. Eingesetzt werden kann sie zudem auch bei geschwollenen Beinen und Füßen, Anämie und Wechseljahresbeschwerden.

Das Echo unserer Emotionen in unseren Organen

Sicherlich kennen Sie aus dem Alltag etliche konkrete Beispiele, wie Ihre Emotionen Ihren Körper beeinflussen: Ihre Herzfrequenz, Ihren Blutdruck, Ihre Atmung, Ihre Muskelspannung. So atmen wir zum Beispiel unter Stress oder Aufregung schneller und flacher. Jede Emotion wirkt unmittelbar auf das Nervensystem ein und löst bestimmte Vorgänge aus. Die Neurowissenschaftlerin Candace B. Pert ist unter anderem für ihren Nachweis bekannt geworden, dass unsere Emotionen immer auch eine biochemische Komponente haben. Durch die Gesamtheit dieser Wirkungen wird der Körper geschwächt und anfälliger für Krankheiten und Beschwerden.

Ebenso werden die einzelnen Organe beeinflusst. Die jeweilige übermäßige Emotion schädigt das Qi der Organe, was wiederum auch Veränderungen auf emotionaler Ebene mit sich zieht. Hält das Ungleichgewicht weiter an, wird die Essenz der Organe verletzt und körperliche Symptome zeigen sich. Bevor es jedoch zu regelrechten Beschwerden oder Erkrankungen kommt, zeigen sich bereits Anzeichen des Ungleichgewichts: beispielsweise als Veränderung der Hautfarbe, des Geruchs, des Aussehens der Zunge, der Stimme, des Ausdrucks der Augen und so weiter.

Wie stark sich die Energie und die Information einer Emotion in ein Organ einprägen und dort »gespeichert« bleiben können, zeigt sich in Berichten von Organtransplantationen. Ohne näher auf diese Thematik eingehen zu wollen, sei an dieser Stelle lediglich erwähnt, dass vorherrschende emotionale Zustände des Organspenders oftmals auf den Empfänger übergehen. In den Organen gespeichert, beeinflusst die Energie auf der feinstofflichen Ebene den Qi-Fluss innerhalb des Empfängerkörpers. Dies zeigt sich irgendwann auch konkret auf der physischen Ebene und kann eine Vielzahl an gesundheitlichen Folgen mit sich bringen.

Am Beispiel der Wut möchte ich erklären, wie die gegenseitige Beeinflussung zwischen Emotion und Körper funktioniert. Wut, die in der traditionellen chinesischen Medizin der Leber zugeordnet ist, bewirkt eine körperliche, Energie erfordernde Spannung in Muskeln, Bändern, Sehnen und dem Nervensystem. Muskeln, Bänder, Sehnen und das Nervensystem sind eng mit der Leberenergie verbunden. Darum holen sie sich von dieser die benötigte Energie. Sprich: Sie zwingen die Leber dazu, Blut zur Verfügung zu stellen – die Leber gilt als Speicher des Blutes. Je länger die Wut anhält, desto mehr fehlt es der Leber an eigener Energie für ihre Erholung und ihre anderen Funktionen. Ist sie nicht mehr in der Lage, Blut zu speichern (und damit bildlich gesehen zu »halten«), kann dies allzu starke und lang dauernde Blutungen (bei Frauen oftmals in Form von zu starker und lang anhaltender Menstruation) begünstigen. Andererseits kann es auch sein, dass eine zu schwache oder ausbleibende Menstruation entsteht, wenn die Leber zu erschöpft ist und kein Blut mehr zur Verfügung stellen kann.

Die anhaltende Spannung in der Leber wird anschließend unter anderem das Kreislaufsystem beeinträchtigen. Im weiteren Verlauf werden auch weitere Bereiche des Körpers in Mitleidenschaft gezogen, so oftmals der Magen-Darm-Trakt, welcher sich mit der Leber (und ihrem Organpaar Gallenblase) im mittleren Körperbereich befindet (genauer: dem sogenannten Mittleren Erwärmer). Symptome wie Enge im Brustkorb oder Spannungsgefühle in der unteren Rippengegend, die in Schultern, Brustkorb und Rücken ausstrahlen, sind nicht ungewöhnlich, wenn über einen längeren Zeitraum eine Spannung in der Leber vorherrscht und diese beginnt, sich auf andere Körperbereiche auszuweiten.

Die Leber hängt jedoch nicht nur mit dem Magen-Darm-Trakt zusammen, sondern auch mit den Nieren, deren Energie die Leber unterstützt. Die Nieren können durch ihre enge Beziehung zur Willensstärke dabei helfen, Gefühlen Ausdruck zu verleihen. Wenn sie sich aber erschöpfen (oder auch von Anfang an recht schwach sind), wird Angst und Unsicherheit gefördert.

Der Kreislauf geht immer weiter und weiter – Emotionen begünstigen Beschwerden und diese wiederum das Entstehen schwächender Emotionen. Das Entstehen von Beschwerden wird also mehr und mehr begünstigt, je länger die Emotion anhält. Das Echo in den Organen wird immer größer und lauter, bis wir endlich zuhören (weswegen wir beispielsweise eine Wut »in uns tragen«).

Die gute Nachricht: Es ist jederzeit möglich, einen solchen Teufelskreis zu durchbrechen. In dem eben angeführten Beispiel wäre dies machbar, indem man die Leber unterstützt (durch ausgewählte Nahrungsmittel wie Mariendistel oder Löwenzahn), sich mit der Emotion auseinandersetzt (wie beispielsweise durch die Übungen »Gewahrsein«, Seite 115, oder andere Achtsamkeitsübungen) oder Qigong-Übungen praktiziert (wie beispielsweise »Der Tiger streckt sich«, Seite 145, oder »Der Tiger greift nach der Beute«, Seite 148).

Das Leber-Qi ist im Grunde »nur« die stoffliche Manifestation, die Wut die nichtstoffliche Manifestation ein und derselben Energie. Es sind nur ihre jeweiligen Energiefelder, die unterschiedlich schwingen. Wenn man unter einer Emotion leidet und sie nicht bewältigen kann, wird das höher schwingende Energiefeld (die Emotion) durch die Stagnation langsamer und fällt in einen stofflichen Bereich (die körperliche Manifestation).

Die Auswirkung unserer Organe auf unsere Emotionen und unser Verhalten

Die fünf sogenannten Zang-Organe (Seite 93) Lunge, Milz, Niere, Leber und Herz beherbergen die Energie der fünf Emotionen Trauer, Sorgen, Angst, Wut und ekstatische Freude. Jede Art eines Ungleichgewichts eines Organs, selbst leichtere Beschwerden, kann durch die enge Verbindung zwischen Organen und Emotionen auch zu psychischen oder emotionalen Beschwerden führen. Ebenso können die Organe, welche mit den genannten fünf Organen jeweils ein Organpaar bilden, entscheidende Auswirkungen haben, weil der Einfluss jeweils besonders stark ist: So hängt der Dickdarm mit der Lunge, der Magen mit der Milz, die (Harn-)Blase mit der Niere, die Gallenblase mit der Leber und der Dünndarm mit dem Herz zusammen.

Wenn Sie ein krankes, überlastetes oder in irgendeiner Weise unausgeglichenes Organ haben, werden die von diesem Organ erzeugten Emotionen tendenziell häufiger und intensiver auftreten. So abstrakt es klingen mag: Die Energie der emotionalen Schwingung, die Sie fühlen, kann tatsächlich von einem oder mehreren Organen ausgehen. Die Schwingungen der einzelnen Organe können gemessen werden. Wenn Sie also die Emotion des Verrats spüren, geht die Emotion unter Umständen von Ihrem Herzen oder Ihrem Dünndarm aus und lässt Sie eine Situation tendenziell entsprechend interpretieren.

Wir wissen, dass ein Angstgefühl einen Zustand hoher Alarmbereitschaft im Nervensystem auslöst, der die Atemgeschwindigkeit beeinflusst. Dies wiederum wirkt sich auf den Zustand des Immun-, Hormon- und Verdauungssystems aus. Aber ebenso ist auch das Gegenteil der Fall – eine Dysfunktion in Ihrem Verdauungssystem beeinflusst sehr direkt und unmittelbar Ihr Nervensystem, dies hat negative Folgen für die Atmung sowie auf mentalen und insbesondere emotionalen Ebenen. Erinnern Sie sich daran, wie es Ihre

Emotionen und Ihre ganze Stimmung beeinflusste, wenn Sie einmal etwas Schlechtes gegessen haben, Verdauungsstörungen oder Kopfschmerzen hatten?

Was Sie essen und ebenso die Art und Weise, wie Sie essen, beeinflusst Ihre Emotionen durch die enge Verbindung von Darm und Gehirn. Es gibt zahlreiche Studien und interessante Veröffentlichungen, die aufzeigen, welche Lebensmittel welche Gehirnbereiche stärker aktivieren. Hier sei nur erwähnt, dass unverarbeitete und möglichst unbehandelte Lebensmittel empfehlenswert sind. Ebenso, dass Sie Ablenkungen während des Essens meiden sowie auf Ruhe und auch die Uhrzeiten achten sollten, zu denen Sie essen. Die westliche Medizin hat vor wenigen Jahren begonnen, die Auswirkung unserer Darmgesundheit auf unser Gehirn anzuerkennen. Dr. Michael D. Gershon, Professor für Pathologie und Zellbiologie an der Columbia University und »Vater der Neurogastroenterologie«, zeigte in Studien, dass der Darm Signale vom Gehirn empfängt und (in noch viel größerem Ausmaß) an dieses sendet. Er forderte, dass in Bezug auf Emotionen ein größerer Fokus auf den Darm statt auf das Gehirn gelegt werden sollte. Für uns bedeutet dies kurz gesagt: Wenn Sie unter Ihren vorherrschenden Emotionen leiden, ist es empfehlenswert, auch Ihre Ernährung einzubeziehen und auf Ihre Darmgesundheit zu achten. Dies ist übrigens ein Aspekt, der sich in den Empfehlungen traditioneller Medizin ebenfalls wiederfindet.

Achten Sie also umfassend auf Ihre Bedürfnisse. Die traditionelle chinesische Medizin spricht davon, dass Qi, Blut und Essenz nicht geschwächt werden sollten, da dies zu Disharmonien sowie zu Problemen wie Kraftlosigkeit und Müdigkeit führt. In der Tabelle rechts finden Sie einen Überblick, welche Bedürfnisse auf welche Organe und Meridiane stärkend (oder bei Nichtbeachtung schwächend) wirken. Und wie wir bereits wissen: Ist ein Energiekreislauf (oder mehrere) im Ungleichgewicht, begünstigt dies einen bestimmten emotionalen Zustand.

Will man nun die Folgen für das Qi beschreiben, so geht es um die Bewegung. Stagniert Qi? Sinkt Qi? Verknotet sich Qi? Auch beim Blut werden die Qualitäten seines Flusses und seiner Funktionen in ähnlicher Weise berücksichtigt, man spricht beispielsweise von Mangel, Stagnation und Stauung. Übermäßige emotionale Bewegungen »verletzen« die Organe, indem sie die normale Physiologie ihrer energetischen Strukturen verändern.

Bedürfnisse	Zugehörige Energie (n)	Mögliche Symptome bei Vernachlässigung
Schlaf	Herz-Qi	Vergesslichkeit, Konzentrationsschwierigkeiten, Sprachstörungen
Ruhephasen (physisch)	Nieren-Qi	Erschöpfung, Unfallneigung
Ruhephasen (mental)	Leber-Qi	Getriebensein, Taubheitsgefühl, Gereiztheit, Nervosität
Bewegung	Qi-Fluss in allen Bereichen, besonders Milz-Qi	Beeinträchtigung der Blutzirkulation, Stoffwechselstörungen, Muskelatrophie
Gesunde Nahrungsmittel	Milz-Qi, (u. U. auch Leber-Qi)	Blässe, Reizbarkeit
Frische Luft	Lungen-Qi, (u. U. auch Herz- und Nieren-Qi)	Kurzatmigkeit, Panik, Ohnmachtsgefühl
Berührung	Lungen-, Leber-Qi, (u. U. auch Nieren-Qi)	Traurigkeit, Angst, Wut
Sexualität	Nieren- und Leber-Qi	Ärger, Tagträumerei, Müdigkeit

Bitte beachten Sie, dass die Informationen in diesem Buch Sie dabei unterstützen sollen, eventuelle Zusammenhänge leichter zu erkennen. Verallgemeinern Sie jedoch nicht – so gilt natürlich nicht zwangsläufig, dass jemand mit einer schwachen Niere automatisch ein sehr ängstlicher Mensch ist. Die Wahrscheinlichkeit dazu ist lediglich größer im Vergleich zu jemandem mit Nieren »wie aus dem Bilderbuch« und mit starker Nierenenergie. Wichtig ist die Information vielmehr insofern, als dass Sie Neigungen erkennen können und – falls Sie unter einer bestimmten Emotion leiden – diese zuordnen und ein besseres Verständnis für sie entwickeln können.

Die Verflechtung innerer und äußerer Faktoren

Spätestens seit der Wissenschaftszweig Quantenphysik immer bekannter geworden ist, wissen wir, dass alles aus Energie besteht. Energie kann sich zu Masse verdichten beziehungsweise in Materie wandeln, ebenso ist dies umgekehrt möglich. Energie wird niemals zerstört, nur in eine andere Form und einen anderen Ausdruck umgewandelt – so auch Ihre übermäßigen Emotionen, deren Energie einen unterstützenderen Ausdruck finden kann.

Menschen (und ganz allgemein alle Lebewesen) bestehen aus physikalischen Einheiten elektromagnetischer Energie. Unsere Zellmembranen sind dafür ausgelegt, Strom zu leiten. Unser Herz und unser Gehirn sind elektrische Systeme, deren Wellenaktivität heutzutage mit einem EKG- oder EEG-Gerät gemessen werden kann.

Die Wirkung elektromagnetischer Energie finden wir überall – sowohl in der Bewegung von Sternen und Planeten als auch in unseren Körpern. Auch Ihr Körper erzeugt durch seine elektrische Aktivität ein elektromagnetisches Feld. Es wird durch elektrische Ströme in Ihrem Nervensystem sowie durch die elektrochemischen Prozesse erzeugt, die ständig in all Ihren Zellen ablaufen. Im Jahr 1956 führten japanische Wissenschaftler Forschungen durch, die zweifelsfrei bewiesen, dass es im menschlichen Körper sowohl elektrische als auch magnetische Kräfte gibt.

Wissenschaftler des California Institute of Technology kamen 2019 zu dem Schluss, dass das menschliche Gehirn Erdmagnetfelder erkennen könne. Dies zeige, dass wir Menschen ein sensorisches System haben, das das Erdmagnetfeld um uns herum verarbeitet. Unsere Zirbeldrüse reagiert auf magnetische Signale und ermöglicht es uns, wie Brieftauben, Schmetterlinge und Bienen mit dem Erdmagnetfeld zu navigieren. (Eine im British Medical Journal veröffentlichte Studie ergab entsprechend, dass Menschen, die an einer Verkalkung oder Verhärtung der Zirbeldrüse litten, deutlich häufiger verloren gingen.) Wir sind in einem ständigen energetischen Austausch mit Einflüssen aus unserer Umgebung und können auf kleinste Veränderungen auch emotional reagieren, ohne unter Umständen den Grund dafür klar greifen zu können. Man braucht sich jedoch keinesfalls verrückt zu machen und alle Einflüsse haargenau zu studieren – zum Fördern einer stärkeren inneren Harmonie und Ausgeglichenheit reicht es zu wissen, dass es viele mögliche Einflüsse gibt. Richten Sie Ihren Fokus also in erster Linie auf die Selbstbeobachtung, ohne gleich auf »Ursachenforschung« zu gehen.

Wenn die Energie von Gedanken und Emotionen durch ein energetisches Wesen fließt, muss es immer eine Wirkung geben. So wie das Bild eines alten Fernsehers jedoch gestört wird, wenn man einen Magneten in die Nähe hält, so werden auch unsere Zellen beeinflusst, wenn sie über einen längeren Zeitraum hinweg gereizt werden. Belastende Gedanken und Emotionen oder auch ein belastendes Umfeld schwächen auf Dauer Organe und Gewebe. Bereits in den 1940er-Jahren konstatierte Dr. Harold Saxton Burr (1889–1973), ein angesehener Anatomieprofessor an der Yale University School of Medicine, dass alle Lebewesen über ein elektrisches Feld verfügten und dass man Krankheitsprozesse im Energiefeld des Körpers erkennen könne, lange bevor körperliche Symptome auftraten.

Ebenso wie die Entstehung von Emotionen durch den Qi-Fluss oder dessen Blockade begünstigt werden kann, bewegen Emotionen umgekehrt das Qi. Sie tun dies auf die Weise, die energetisch ihrem Wesen entspricht. So lässt Zorn und Wut Qi aufsteigen, ekstatische Freude zerstreut Qi wie aufgescheuchte Vögel, Trauer lässt Qi wie einen trockenen Brunnen versiegen, Angst lässt Qi absinken, Sorgen und Grübeln verknoten Qi.

Auch äußere pathogene Faktoren können von der Körperoberfläche in den Körper eindringen und den Qi-Fluss in den Leitbahnen beeinflussen. Damit fördern sie Symptome auf körperlicher, mentaler und emotionaler Ebene. Externe Faktoren wie beispielsweise Kälte, Hitze oder Wind werden in der TCM in diese Betrachtung mit einbezogen.

Hier wieder ein konkretes Beispiel zur Verdeutlichung: Zu langes körperliches Arbeiten bei niedriger Umgebungstemperatur kann Angstzustände fördern. Die Arbeitsanstrengung kann in diesem Fall das sogenannte Abwehr-Qi (Wei Qi) schwächen, sodass Kälte in den Körper eindringt und die Leitbahnen von Niere und Blase befällt. Auch Grippe und Erkältung kann bei jemandem, dessen Nieren-Qi bereits geschwächt ist (beispielsweise durch Erlebnisse in der Kindheit), dazu führen, dass Kälte leichter in den Körper eindringt und weiter schwächt. Häufigerer Urin- und/oder Stuhlgang können als Folge auftreten, ebenso melancholische und depressive Zustände (deren Entstehung durch den gehemmten Qi- und Blutfluss begünstigt werden). Wird durch das geschwächte Nieren-Qi das Leber-Qi nicht ausreichend genährt, können Kopfschmerzen und Reizbarkeit auftreten. Greift die Schwächung auf den Magen über, entstehen zusätzlich Magenverstimmungen sowie eine Neigung zu Grübeln. Das aus dem Gleichgewicht geratene Leber-Qi kann darüber hinaus Lebensimpulse hemmen und so zu einem Teufelskreis führen: In der eigenen Wahrnehmung leistet man nicht genug oder wird nicht gut behandelt. Sammelt sich dadurch wiederum Wut unter der Oberfläche, die nicht ausgedrückt werden kann, schwächt diese das Leber-Qi weiter und fördert dadurch die emotionalen Disharmonien noch mehr. Die aus dem Gleichgewicht geratene Nierenenergie führt zu Ängstlichkeitstendenzen, das geschwächte Herz-Qi zu innerer Unruhe. Das alles klingt wie ein Teufelskreis, dem man nicht entrinnen kann, und leider fühlt man sich oftmals auch so. Es kann jedoch helfen, sich mit der Mechanik der energetischen Prozesse zu beschäftigen.

Je mehr man über die Beschaffenheit eines Labyrinths weiß, desto leichter ist es, den Weg heraus zu finden. Wenn man weiß, dass emotionale Zustände – so schlimm und hemmend sie auch sein mögen – »einfach nur« der Ausdruck eines Ungleichgewichts in Leitbahnen sind, das seinen Ausgangspunkt zum Beispiel in der Temperatur an einem kalten Wintertag nahm, können sie an Dramatik verlieren. Man lernt, wie der eigene Körper auf bestimmte Umstände in der Umgebung reagiert. Das heißt nicht, dass man Angst davor haben sollte, nächstes Mal wieder zu frieren. Es heißt, dass man weiß, welche Bereiche des eigenen Körpers in diesem und jenen Fall am wahrscheinlichsten reagieren und wie eine eventuell entstehende Blockade aufgehoben werden kann – beispielsweise durch bestimmte Nahrungsmittel, Akupunktur oder gezielte Qigong-Übungen.

Die eigene Erfahrung lehrt dabei den individuell besten Umgang. Die eigene Erfahrung, die Neugierde gegenüber dem eigenen »Geist-Körper-System« und seiner individuellen Funktionsweise gibt jedem Einzelnen das beste Werkzeug in die Hand. Denn am Schluss ist jeder Mensch – trotz vieler Parallelen zu anderen – auf seine eigene Weise einzigartig. Ein schwaches Nieren-Qi begünstigt bei jedem Menschen Angst und Unsicherheit, aber wie es sich ausdrückt und welche anderen Bereiche davon in welcher Intensität beeinflusst werden, bleibt individuell unterschiedlich.

Ganz nebenbei birgt diese Neugierde einen anderen, nicht unwichtigen Vorteil: Man fühlt sich nicht hilflos ausgeliefert. Im Gegenteil, Schwierigkeiten werden zu hilfreichen Herausforderungen. Je stärker und aufwühlender der Sturm, desto besser werden die Segelkenntnisse. Jede ausweglos scheinende Situation wird zu einem Schritt auf dem Weg anstatt zu einem Endpunkt. Im besten Fall zu einem Sprungbrett. All dies gelingt, je weniger man sich in der jeweiligen Situation mit den eigenen Emotionen identifiziert. Sie sind Werkzeuge auf dem Weg, sie sind Richtungsweiser und Informationsgeber. Aber keinesfalls der Sack, der einem übergestülpt wird und dem man nicht entkommen kann. Auch wenn es sich hier und da verständlicherweise so anfühlen kann.

Neben äußeren Faktoren wie Kälte haben alle Faktoren unserer Umgebung einen Einfluss auf unsere emotionalen Zustände. Sicherlich haben Sie bereits wahrgenommen, dass Sie Situationen und Umstände anders auffassen, wenn Sie ausgeschlafen sind. Ein guter Schlaf ist wichtig, um Erlebnisse aufzuarbeiten und loszulassen. Achten Sie darum darauf, dass Ihr Schlaf eine gute Qualität hat – Grundlagen dafür sind, kurz gefasst, eine nicht zu hohe Raumtemperatur, ein nicht zu spätes Essen sowie möglichst dunkle Lichtverhältnisse. Hierbei sind nicht nur die Lichtverhältnisse an Ihrem Schlafplatz entscheidend. Ist Ihr Körper vor dem Schlafengehen noch Blaulicht (beispielsweise von Bildschirmarbeit oder dem Handy) ausgesetzt, stört dies die Melatonin-Produktion und mindert die Qualität des Schlafes. Hier helfen auch die inzwischen beliebten »Blaulicht-Brillen« nicht, da der Körper die »störenden« Lichtfrequenzen ja nicht nur über die Augen aufnimmt, sondern über alle Zellen des Körpers, so auch über die Haut.

In Bezug auf Licht und seine Wirkung auf die Emotionen ist noch ein weiterer Aspekt zu nennen. Kennen Sie es, dass Sie sich etwas vitaler und ausgeglichener fühlen, wenn nach einem langen Winter die ersten Sonnenstrahlen kommen? Das natürliche Licht der Sonne unterstützt den Körper, sodass Emotionen wie beispielsweise Traurigkeit weniger begünstigt werden, selbst wenn eine Neigung zu ihnen besteht. Hilfreich kann es sein, einen Sonnenaufgang mitzuerleben und dabei Richtung Sonne zu blicken oder auch die fehlende Sonnenwirkung im Winter mit Infrarotlampen zu kompensieren.

Ebenso sind natürlich auch andere Umweltaspekte wie Schimmel in der Wohnung von Bedeutung, wenn sie Mikrotoxinen ausgesetzt sind und dadurch unter anderem die

Leber- und Nierenenergie schwächen. Die Liste der weiteren Einflussfaktoren aus der Umwelt ist lang und individuell, sodass ich hier keine weiteren Beispiele anführe.

Wuxing und die Zang-Fu-Organe des Körpers

Wenn im Folgenden auf Körperorgane verwiesen wird, möchte ich Sie darum bitten, sich diese nicht im Sinne der Anatomie vorzustellen, sondern vielmehr als ein Energiekonzept. Zwar sind klare Trennungen nicht möglich, da sich jedes Körperorgan in einem stetigen dynamischen Austausch mit anderen Körperbereichen und -ebenen befindet, jedoch hilft es, das vorgestellte Konzept abstrakt anstatt wörtlich aufzufassen.

Im Grundlagenwerk zur traditionellen chinesischen Medizin, dem *»Klassiker des Gelben Kaisers«*, heißt es, dass der Mensch fünf Organe habe, die fünf bestimmte Energien enthalten und Freude, Zorn, Traurigkeit, Angst und Sorge erzeugen. Manchmal wird auch von fünf inneren Dämonen gesprochen, die Körper und Geist auf eine nicht förderliche Weise beeinträchtigen können.

In der chinesischen Zahlensymbolik wird die Zahl Fünf unter anderem als ein Symbol für die Manifestation von Leben gesehen. Die Zahl der sogenannten Wandlungsphasen, die die Dynamik verschiedener Lebensbereiche und -themen darstellen, beträgt ebenfalls fünf: Holz, Wasser, Feuer, Metall und Erde.

Jeder Wandlungsphase ist ein Yin- sowie ein Yang-Meridian zugeordnet, welche zusammen jeweils ein sogenanntes Organpaar bilden (ebenso wie ich es weiter oben zum Beispiel für Dickdarm und Lunge erwähnt habe). Unter einem Meridian versteht man eine Energieleitbahn, in der die Lebensenergie Qi in unserem Körper zirkuliert. Einige Meridiane sind nach den Organen benannt, mit deren Energie sie am stärksten in Beziehung stehen, so beispielsweise der Lungenmeridian. Im folgenden Kapitel »Das innere Gewebe der Gefühle und ihre Wirkung auf die Körperenergie« sind die Meridianverläufe dargestellt.

Die Yin-Organe des Körpers werden im chinesischen Sprachgebrauch als Zang-, die Yang-Organe als Fu-Organe bezeichnet. Jeweils ein Yin- und ein Yang-Meridian bilden eine Einheit, ein Organpaar, und sind einer Wandlungsphase, einer Himmelsrichtung (Norden, Süden, Westen, Osten, Mitte), einem Sinnesorgan, einer Geschmacksrichtung (süß, sauer, scharf, salzig, bitter), einer Jahreszeit (Winter, Sommer, Frühling, Herbst, Spätsommer), einer Farbe und einer Emotion (Angst, Wut, ekstatische Freude, Sorge, Trauer) zugeordnet.

Eine Übersicht über sämtliche Zuordnungen bietet Ihnen die Tabelle in der vorderen Innenklappe des Buchumschlags, die Ihnen zusätzlich auf der Verlags-Webseite (www.irisiana.de/emotionale-balance) als PDF-Download bereitsteht, um sie ausdrucken zu können. Verwenden Sie die Tabelle gerne als Orientierung und Hilfestellung.

Hier noch ein Beispiel für diese komplexen Zusammenhänge: Es ist bekannt, dass Farben auf unsere Psyche wirken und Emotionen hervorrufen können. Psychologen, Innenarchitekten und ganz allgemein Menschen aller Kulturen, Berufsgruppen und Zeitepochen arbeiten seit Jahrzehnten und Jahrhunderten damit. Es würde den Umfang des Buches sprengen, ausführlich darauf einzugehen. Sie können die Information dennoch bereits jetzt in Ihre Übungspraxis und den Alltag einbauen. Wenn Sie beispielsweise Ihre Leber stärken möchten, die der Farbe Grün zugeordnet ist, hilft es, sich mit grünen Farben zu umgeben – sei es die Raumausstattung, Ihre Kleidung oder was immer Ihnen einfällt. Die Leberenergie ist mit Wut und Zorn verbunden. Sie zeigt sich, wenn ein Ungleichgewicht besteht, oftmals in Kopfschmerzen oder bei Frauen in schmerzhaften Menstruationsstörungen. Alles, was das Organ Leber stärkt (wie zum Beispiel Löwenzahn oder Mariendistel) stärkt auch die Leberenergie. Natürlich werden Sie Wutanfälle nicht damit auflösen können, dass Sie bittere oder saure Nahrungsmittel zu sich nehmen oder grüne Kleidung tragen. Aber Sie können Ihren Körper dabei unterstützen, leichter zu einem Gleichgewicht zu finden.

Die Abbildung auf der folgenden Seite zeigt auf sehr anschauliche Weise, wie die einzelnen Wandlungsphasen und damit die ihnen zugeordneten Emotionen aufeinander einwirken. Es ist gut erkennbar, dass man die einzelnen Aspekte nicht isoliert betrachten sollte. Man spricht unter anderem von einem Kontroll-, Erschöpfungs-, Auflehnungs- und Ernährungs-Zyklus. Es würde den Umfang des Buches sprengen, diese Zyklen alle genau zu erläutern (interessierte Leser möchte ich auf die Literaturempfehlungen am Ende

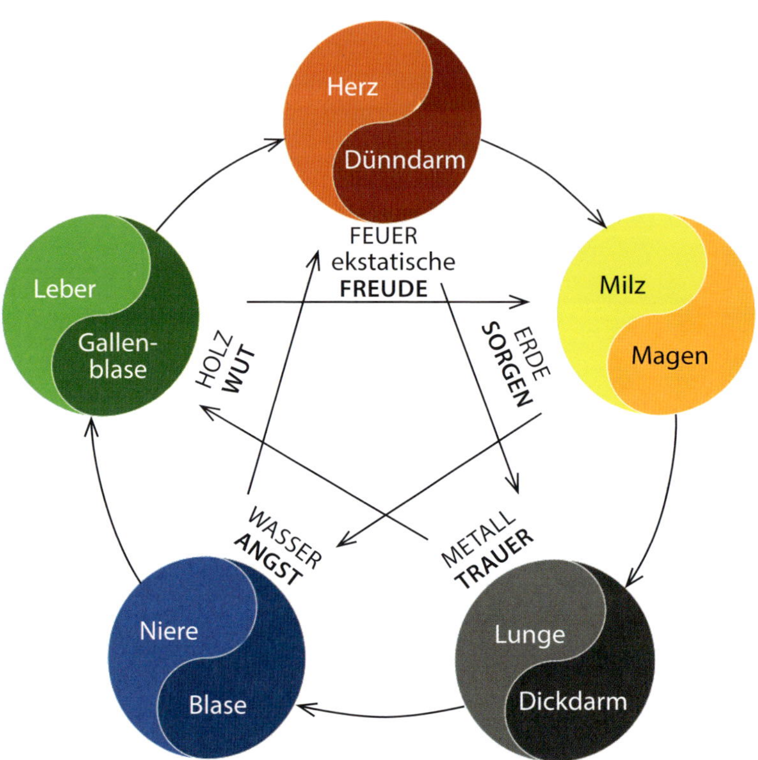

des Buches verweisen, die neben Quellen auch Lesetipps enthalten). Wichtig an dieser Stelle ist jedoch, dass jede Wandlungsphase immer eine energetische Grundlage für eine andere Wandlungsphase darstellt, sie beeinflusst und auch selbst beeinflusst wird. Die jeweils einer Wandlungsphase zugeordnete Emotion kann für ein Energieungleichgewicht in einem Meridian sorgen, der seinerseits ebenfalls der Wandlungsphase zugeordnet ist.

Die Reihenfolge entspricht der Abfolge der Jahreszeiten: Herbst (Metall) → Winter (Wasser) → Frühling (Holz) → Sommer (Feuer) → Spätsommer (Erde). Im Ernährungszyklus erschafft eine Wandlungsphase die folgende. Metall erschafft Wasser, Wasser erschafft Holz, Holz erschafft Feuer, Feuer erschafft die Erde, Erde erschafft Metall und so weiter. Das Vorstehende gilt jeweils als Mutter, das Nachstehende als Kind (Holz ist beispielsweise die Mutter des Feuers und Kind des Wassers).

Die Emotionen werden damit in einen direkten Bezug gesetzt. So schädigt Angst beispielsweise das Nieren-Qi (zugleich begünstigt ein schwaches Nieren-Qi Ängste). Der Kontrollzyklus zeigt, wie es möglich ist, leichter aus einem Angstgefühl auszutreten: Wie Sie in der Abbildung sehen können, kontrolliert der Funktionskreis Magen-Milz (Erde) den Funktionskreis von Niere-(Harn-)Blase (Wasser). Denkvorgänge und damit zusammenhängende Analysen und Lösungsansätze, welche der Milzenergie zugesprochen werden, können also helfen, Angst zu überwinden. Vielleicht kennen Sie die praktische Anwendung bereits aus eigener Erfahrung: Durch Nachdenken, planvolles Herangehen und Analysieren von Tatsachen kann eine angstmachende Situation rationaler und neutraler betrachtet, Lösungen können schneller gefunden werden. Ängste, welche in der eigenen Vorstellung gigantische Ausmaße annehmen und gefühlt jeglichen Boden unter den Füßen verlieren lassen, können dadurch besänftigt werden.

Die Niere gilt in der TCM als die Mutter der Leber. Eine schwache Nierenenergie vermag die Leber nicht zu nähren, was sich beispielsweise in (An-)Spannungsgefühlen, Kopfschmerzen oder einem geminderten Unterscheidungsvermögen zeigen kann. Starke und anhaltende Wut geht, wie das bekannte Sprichwort bereits sagt, an die Nieren – an die Essenz.

Wasser (Niere) hat eine Auswirkung auf Feuer (Herz). Wie im richtigen Leben kann Feuer von Wasser kontrolliert werden. Die TCM sagt, dass Angst das dem Herzen innewohnende Bewusstsein Shen aufschrecken könne. Auf körperlicher Ebene zeigt sich dies in Herzrasen oder innerer Unruhe. Die Angst (Niere) siegt über die Freude (Herz), auch über die Lebensfreude. Vor allem die Verbindung zwischen Herz und Niere ist wichtig. Nur, wenn sie frei kommunizieren können, können Geist und Körper optimal zusammenwirken. Feuer (Herz) wiederum kontrolliert Metall (Lunge), ebenso wie auf der materiellen Ebene. Freude (Herz) siegt über Trauer.

Während das Denken die Angst abschwächt, siegt die Wut (Holz) über Sorgen und Grübeln (Erde). Sie kontrolliert das Denken, kann es entknoten und in Bewegung versetzen. Wang Bing, einer der Kommentatoren des chinesischen Grundlagenwerks *»Der Gelbe Kaiser«* sagt, dass man im Zustand der Wut sein Unglück vergesse, da es keinen Gedanken mehr gebe. Dadurch siege die Wut über das Denken und könne sie beherrschen.

Zugleich schwächt Wut das Magen- und Milz-Qi, sodass Sodbrennen, Übelkeit und Erbrechen begünstigt werden. Obwohl Sorgen Magen und Milz zugeordnet werden, schwächen sie auch das Qi des Herzens. Klassische chinesische Texte weisen darauf hin, dass ein Zuviel an Sorgen und Grübeln das Herz beschäftigt und es so sehr auffüllt, dass es nicht mehr in der Lage ist, frei zu kommunizieren und unverfälscht widerzuspiegeln, was es aufnimmt.

Trauer (Metall) herrscht über die Wut (Holz). Es kann sein, dass ein Gefühl von Trauer – deren man sich gar nicht bewusst war, weil sie darunter verborgen war – auftaucht, nachdem man angestaute Wut losgeworden ist. Auch ist ein Aufbäumen gegen das Schicksal (Wut, Holz) nach Phasen der Trauer (Metall) nicht selten. Was hier (und analog in allen anderen Fällen und Beispielen) passiert, ist eine Verlagerung der Energie: Eine Energieform wandelt sich in eine andere um.

DER KONTROLLZYKLUS IN KÜRZE

Holz bedeckt Erde	Wut entknotet Sorgen/Grübeln
Feuer schmilzt Metall	Ekstatische Freude belebt Traurigkeit
Erde hält Wasser auf	Sorgen/Grübeln rationalisieren Angst
Metall fällt Holz	Traurigkeit besänftigt Wut
Wasser löscht Feuer	Angst stillt ekstatische Freude

养生

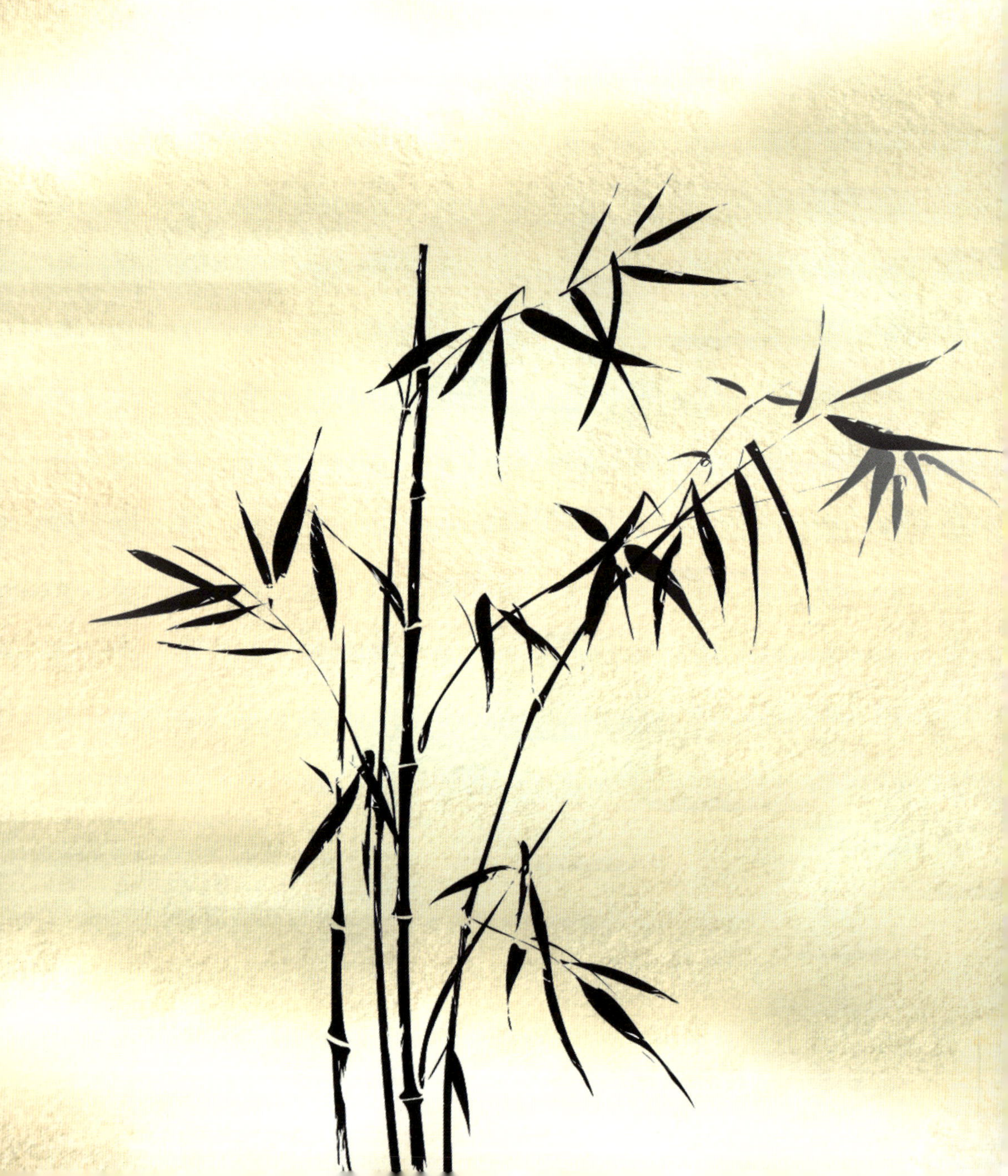

Das innere Gewebe der Gefühle und ihre Wirkung auf die Körperenergie

感

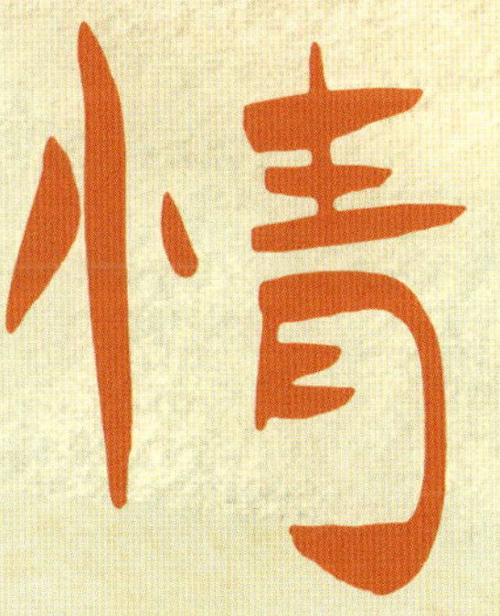

Traurigkeit und Trauer – Ausdruck der Energie der Lunge

Der untere Teil des chinesischen Schriftzeichens für Trauer (悲哀) besteht aus dem Zeichen für das Herz (心). Der obere Teil ist ein Verneinungspartikel. Man könnte dies als Verneinen des Herzens beziehungsweise ein Zurückweisen des Lebens verstehen. In gewisser Weise ist es dies auch – bei Trauer zieht man sich nach innen in sich zurück.

Traurigkeit erschöpft Qi und es schwindet – im Grunde genau das, was auch wir spüren, wenn wir von Traurigkeit und Melancholie erfüllt sind und Kraft und Vitalität vermindert sind. Das damit verbundene Ungleichgewicht der Lunge führt oft dazu, dass wir den Körper vernachlässigen und uns in ihm nicht wohlfühlen.

KLEINE ÜBUNG BEI TRAURIGKEIT UND TRAUER

Nehmen Sie einen Bleistift quer in den Mund zwischen die Zähne und halten Sie ihn dort einige Minuten, während Sie weiter Ihren Tätigkeiten nachgehen. Der Hintergedanke dabei ist, die Mundwinkel nach oben zeigen zu lassen. Der Psychologe Paul Ekman stellte fest, dass bei Kontraktion bestimmter Muskeln bestimmte Emotionen hervorgerufen wurden. Ein Experiment des Sozialpsychologen Fritz Strack und seiner Kollegen an der Universität Würzburg zeigte, dass diejenigen, die einen Bleistift im Mund hielten, während sie sich einen Cartoon ansahen, diesen deutlich lustiger fanden – selbst wenn das Lächeln nur erzwungen war. Diese Übung eignet sich sehr gut zur Umsetzung im Alltag, weil Sie sie ohne Anstrengung durchführen können. Unterstützen kann es auch, eine kurze Zeit künstlich zu lachen und zu lächeln, um Trauer zu dämpfen.

Auch Weinen kann wohltuend sein, wenn es Ihnen möglich ist. Es kann helfen, emotionale Bindungen, Schmerzen, Erwartungen und Enttäuschungen loszulassen. Lässt man Weinen zu, dann kann das als emotionale Reinigung wirken. Es öffnet Atem und Geist und unterstützt das Loslassen. Wenn Sie nicht gehört werden möchten, können Sie sich zum Weinen unter die Dusche stellen. Aber unterdrücken Sie es nicht, wenn es nicht sein muss. Jeder nicht vollzogene Abschied hält uns in der Vergangenheit fest und entzieht dem Leben die Kraft und Vitalität. Je stärker die Identifikation mit einem Ereignis, desto schwieriger das Loslassen. Doch mangelndes Loslassen schränkt mit der Zeit die Kreativität (einen Ausdruck des Leber-Qi) ein. Das Lungen-Qi steht für den körperlichen Ausdruck von Gefühlen, das Leber-Qi unterstützt ihre Bewegung.

Bei nicht verarbeiteter Trauer können Rituale sehr hilfreich sein. Ein Beispiel hierfür könnte sein, Blätter in beide Hände zu nehmen und ihnen Ihre Sorgen einzuhauchen beziehungsweise zuzuflüstern. Lassen Sie sie dann in einen Bach oder Fluss fallen und sehen Sie Ihnen mit dem Gedanken nach, dass der Grund für Ihre Traurigkeit mit ihnen hinfort schwimmt. Ein anderes Ritual ist das Aufschreiben dessen, was Sie belastet, und diesen Zettel in einer Kerzenflamme zu verbrennen. Sehen Sie achtsam dabei zu, wie der Zettel verbrennt und stellen Sie sich vor, dass Ihre Sorgen und Ängste zusammen mit dem, was Sie notiert haben, sich in der Kraft des Feuers auflösen. Wenn wir (etwas oder jemanden) loslassen, haben wir beide Hände frei, lautet ein Sprichwort. Und dann können wir wieder besser nach den Sternen greifen, auch wenn dies natürlich einfacher gesagt als getan ist. Wachstum und Entwicklung bergen jedoch immer ein Loslassen in sich. Immer »stirbt« das Alte, damit etwas Neues beginnen kann. Wenn man begierig an dem hängt, was man erwartet, gewohnt ist oder sich wünscht, kann es den Fluss dessen einschränken, was im Leben möglich ist.

Die Fähigkeit loszulassen ist ein zentraler Aspekt, wenn es um das Lungen-Qi geht. So steht auch die Trauer, bei der es um ein Loslassen geht, eng mit der Lungenenergie in Verbindung. Mit jedem Loslassen beginnt etwas Neues. Das Lungen-Qi wird mit dem Herbst assoziiert – einer Jahreszeit, in der die Blätter von den Bäumen fallen und die Natur beginnt, in sich zu gehen. Gleichzeitig ist es jedoch auch die Jahreszeit der Ernte. Auch für innere Prozesse können die Herbstmonate als ein Zeitraum des Rückzugs und zugleich des großen inneren Reichtums und der Besinnung gesehen werden. In den gewonnenen Erkenntnissen liegt bildlich gesprochen die Ernte für die innere Reife.

Trauer ist ein Verabschiedungsprozess, der notwendig ist. Abschied gehört untrennbar zum Leben. Auch Übergangsphasen sind immer mit Abschied verbunden.

Wandel vollzieht sich in jedem Moment, nur sind manche Wandlungen stärker, manche weniger stark spürbar. Aber immer geht es darum, dass etwas Neues beginnt und Altes losgelassen wird. Es ist wichtig, ein Gleichgewicht zwischen Loslassen und Festhalten zu entwickeln. Achtsamkeitsübungen helfen, das hierfür nötige Unterscheidungsvermögen zu entwickeln.

Manchmal wird Trauer auch mit Sehnsucht assoziiert – eine unterschwellige Trauer, die man in sich trägt, ohne sie greifen oder konkret beschreiben zu können. Im chinesischen Konzept würde man von einem Getrenntsein vom Dao (dem großen Ganzen) sprechen, im christlichen Verständnis von einer mangelnden Verbindung zu Gott. Jede Kultur hat eine unterschiedliche Ausdrucksweise für im Grunde ein und dasselbe: die Verbindung zu unserem Ursprung beziehungsweise das Gefühl des Getrenntseins davon, welches der Beginn einer spirituellen Suche und Reise sein kann.

Die Lunge ist, wie man sieht, mit Übergängen assoziiert. Es ist also mehr als passend, dass das Lungen-Qi in enger Verbindung mit der Haut, der äußeren Begrenzung des physischen Körpers, steht. Die Haut kontrolliert die Durchlässigkeit und schirmt uns von äußeren Einflüssen ab. Hautbeschwerden sind oftmals ein Zeichen für Störungen des Innen-Außen-Kontakts. Oftmals sind bei Scheidungskindern, welche etwa im achten Lebensalter waren, als Eltern sich viel gestritten haben oder sich haben scheiden lassen, Haut- (z. B. Neurodermitis) oder Lungenbeschwerden (z. B. Asthma) zu beobachten. Auch Schwierigkeiten, jemanden an sich heranzulassen, können ein Zeichen eines schwachen Lungen-Qi sein.

Die Yang-Kraft steht immer für das Aktive und Bewegte. Demzufolge herrscht in Situation, in denen Trauer verdrängt, versteckt oder gar nicht bewusst wahrgenommen wird, eine Yang-Leere vor. Manchmal kann in solchen Fällen eine scheinbar unwichtige zusätzliche Situation dazu führen, dass Dämme brechen.

Hierbei steht uns die traditionelle chinesische Medizin mit ihrem Wissen über Akupunkturpunkte hilfreich zur Seite. Der Punkt Di 4 gilt als einer der klassischen Unterstützungspunkte, wenn ein Loslassen schwierig ist – sowohl physisch (beispielsweise bei Verstopfung) als auch mental und emotional. Eine kurze Übung für solche Situationen finden Sie auf Seite 66.

EXKURS – HERZ UND TRAUER

Auch das Herz beeinflusst Trauer. *»Der Gelbe Kaiser«* sagt, dass man bei einer Fülle von Shen hysterisch lache, bei einem Mangel traurig sei. Das klassische Werk *»Lingshu«* ergänzt dies: Wenn das Qi des Herzens leer ist, ist man traurig, heißt es dort.

Tränen sind natürliche Sekrete der Trauer. Rund um das Auge finden sich Meridiane, welche vom Herz-Qi kontrolliert werden. Das Herz kann von jeder Emotion berührt und bewegt werden, nicht zuletzt, da das dem Herzen zugeordnete Bewusstsein Shen eine Verbindung zwischen körperlichen, psychischen und spirituellen Ebenen schafft. Egal ob Trauer, Freude, Angst oder Wut – wenn eine Emotion das Herz so sehr bewegt, dass es die Kontrolle über die Meridiane im Augenbereich verliert, laufen die Tränen. Wenn sich bei Tränen der Trauer zusätzlich die Lunge weitet und die Lungenflügel aufsteigen, steigen Flüssigkeiten auf und laufen als Tränen über. Doch auch das Nieren-Qi kann Tränen begünstigen – es ist für den Wasserhaushalt des Körpers zuständig. Ist es zu schwach, kann es dazu kommen, dass Tränen ganz ungehindert fließen. Welchen Ursprung Tränen auch immer haben, die körperliche Reaktion sollte nicht kontrolliert, gewertet und unterdrückt werden. Sonst weint im übertragenen Sinn der Körper als Beschwerde irgendwann die Tränen, die man selbst nicht weinen wollte.

Kummer steht genau genommen für sich, auch wenn er dem Lungen-Qi zugeordnet wird, da es eine ähnliche Wirkung wie Trauer im Körper zeigt. Wirken Kummer und Trauer zusammen, wird das ohnehin schon behinderte freie Fließen des Lungen-Qi weiter behindert und verknotet. (Ergänzung für Therapeuten: Kummer kann auch in Kombination mit anderen Funktionskreisen auftreten, so beispielsweise mit dem Funktionskreis Magen/Milz.)

DER FUNKTIONSKREIS LUNGE-DICKDARM (METALL)

Der Lungen- und der Dickdarm-Meridian bilden zusammen ein Organpaar und werden dem Element Metall zugeordnet. Zentrale Themen des Funktionskreises Lunge-Dickdarm sind Abgrenzung und Schutz. Wie bereits erwähnt, steht die Lungenenergie in enger

Verbindung zur Haut. Lunge und Haut wirken als Austauschsystem mit dem Außen, wobei die Haut zeitgleich unsere äußere (physische) Grenze bildet.

Der Dickdarm ist unter anderem für die Ausscheidung zuständig. Dies gilt nicht nur für den Stuhl, sondern auf der feinstofflichen Ebene auch für das Ausscheiden und Loslassen negativer Gedanken.

Unsere Lunge ist für Ein- und Ausatmung zuständig. Klassisches Asthma ist ein Beschwerdebild, bei dem nicht vollständig ausgeatmet und immer etwas Luft zurückgehalten wird. Es verwundert nicht, dass besonders in Zeiten großer Trauer (beispielsweise beim plötzlichen Tod einer nahestehenden Person) die Lunge betroffen ist und Asthma diagnostiziert werden kann. Weitere Krankheiten oder Probleme, die von einem schwachen Lungen-Qi begünstigt werden, sind chronische Bronchitis, Nebenhöhlenentzündungen, Hauterkrankungen (wie Ekzeme, Neurodermitis) oder Dickdarmbeschwerden. All dies kann ebenso ein körperlicher Ausdruck der schwachen Lungenenergie sein wie Trockenheit (trockene Haut, trockener Stuhl, trockener Husten, allgemeine Sensibilität gegenüber Trockenheit), Schmerzüber- oder Schmerzunempfindlichkeit, Neigung zu Depressionen, Wehleidigkeit, Hilfsbedürftigkeit, Traurigkeit und Melancholie. Die Symptome können durch Traurigkeit hervorgerufen und begünstigt werden. In der Stimmlage kann es sich als Jammern widerspiegeln. Möchte man einen bildlichen Zusammenhang zwischen Traurigkeit und Trockenheit als Symptom herstellen, könnte man sagen, dass so viel geweint wird, dass man regelrecht austrocknet. Auch wenn man in Bezug auf eine schwache Lungenenergie meist Lungen- oder Hautbeschwerden erwähnt, sind Dickdarmbeschwerden ebenfalls nicht untypisch.

Wenn Sie sich von diesem Abschnitt angesprochen fühlen beziehungsweise sich in den genannten Symptomen wiederfinden, sind insbesondere Atemtechniken und -therapien eine gute Empfehlung für Sie. Alles, was Sie dabei unterstützt, dass Ihr Atem wieder frei und ungehindert fließen kann, ist hilfreich. Qigong-Übungen bewirken dies auch dann auf sanfte Art und Weise, wenn nicht gezielt mit dem Atem gearbeitet wird. Nach und nach stellt sich mit der Übungspraxis eine tiefere, ruhigere und gleichmäßigere Atmung ein. Dies ist auch deswegen wichtig, weil der Atemrhythmus Flexibilität widerspiegelt – ein wichtiges Thema für das Lungen-Qi.

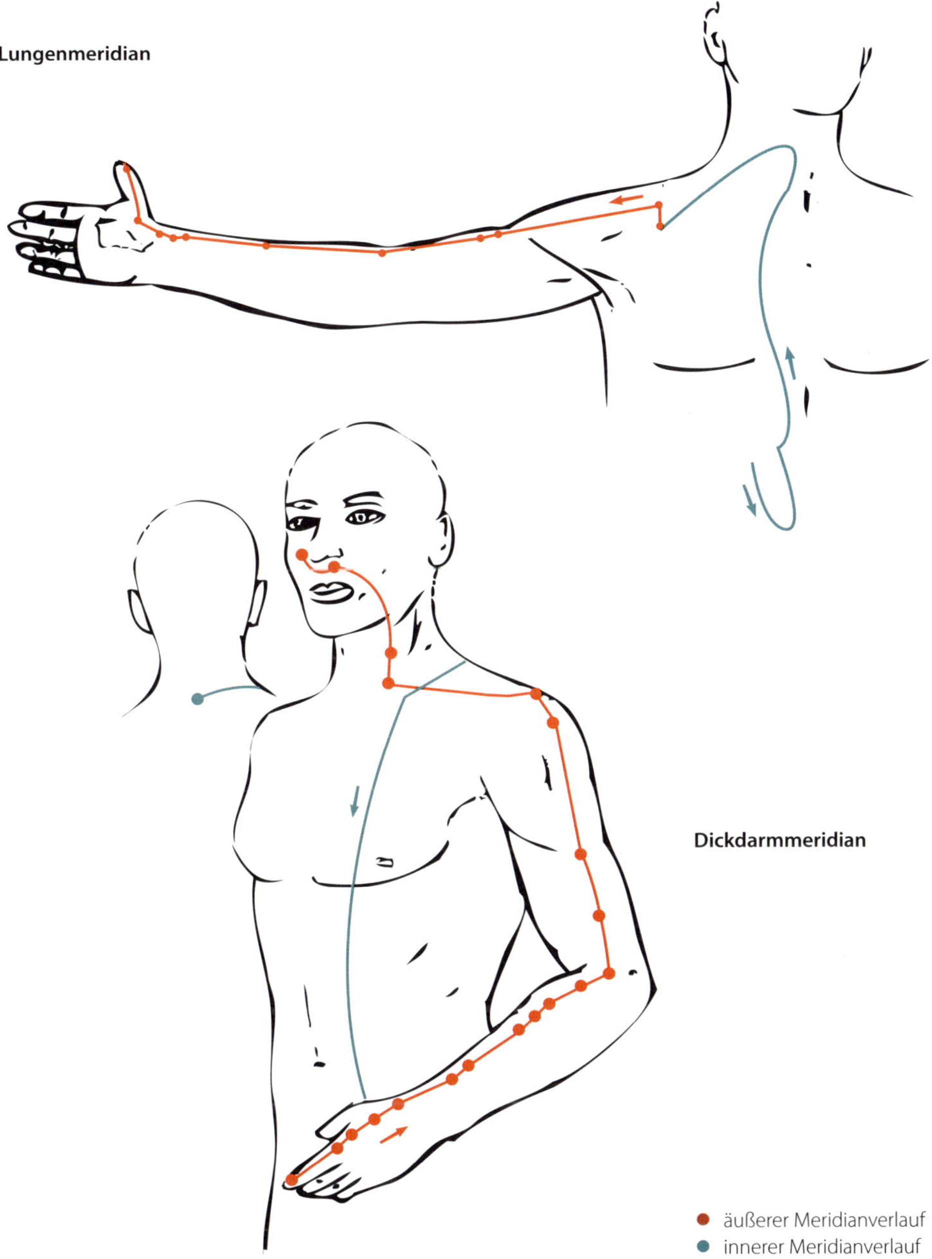
Lungenmeridian
Dickdarmmeridian
äußerer Meridianverlauf
innerer Meridianverlauf

Hilfreich ist dann vor allem die Übung »Atemzüge« (Seite 118), die den Fokus auf die Beobachtung des Atmens legt, da unsere Art zu atmen unsere Gefühlslage sehr direkt und klar widerspiegelt. Interessant ist in diesem Zusammenhang, dass eine der Übersetzungsmöglichkeiten für Qi auch der Begriff Atem ist.

Das Lungen-Qi hilft zu unterscheiden, was in den Körper gelangen darf und was nicht – dies gilt im übertragenen Sinn auch für den Einfluss und die Energie anderer Menschen. Je harmonisierter das Lungen-Qi, desto besser kann man sich vor Fremdeinflüssen schützen. Wie viel man von sich selbst preisgibt, wird ebenfalls vom Lungen-Qi beeinflusst. Ist es schwach, gibt man zu viel und neigt zugleich dazu, alles ungefiltert in sich aufzusaugen. Auch das Gegenteil kann der Fall sein: Dichtmachen, sich isolieren und vermeiden, was vermeintlich verletzen könnte.

Doch auch auf der stofflichen Ebene können wir etwas aufnehmen, das uns nicht guttut. Gelangen Schadstoffe aus Nahrungsmitteln, Atemluft oder der Umgebung in unseren Körper, werden sie unter anderem über die Ausatmung, Stuhlgang und Schweiß ausgeschieden. Schlechte Ernährung zeigt sich daher unter anderem oftmals auch im Hautbild. Alle drei genannten Arten des Loslassens beziehungsweise Ausscheidens von etwas, das uns nicht guttut, haben mit der Lunge oder ihrem Organpaar Dickdarm zu tun.

Das Lungen-Qi steht zudem in enger Verbindung zum Abwehr-Qi, welches sehr wichtig für die Immunkraft ist. Auch eine Infektanfälligkeit kann demnach auf ein schwaches Lungen-Qi hindeuten.

Es sind oftmals »dünnhäutige«, sensible Menschen, die unter einem Ungleichgewicht des Lungen-Qi leiden. Sie nehmen Bedürfnisse anderer um sich herum unmittelbar wahr, versuchen deren Erwartungen zu entsprechen und fühlen sich schnell verantwortlich für Dinge, die nicht in ihrer Verantwortung liegen. Gefördert wird dies, wenn in der Kindheit das Gefühl des Alleingelassen- oder Verlassen-Werdens erlebt wurde – selbst wenn diese Empfindung gar nicht den realen Vorkommnissen entspricht.

Versuchen Sie im Hinterkopf zu behalten, dass Sie Ihre eigenen Bedürfnisse weniger unterdrücken sollten (falls dies der Fall ist). Versuchen Sie auch nicht extra zu vermeiden, zu viel Raum einzunehmen oder anderen Arbeit zu machen. Hierzu kann eine Tendenz bestehen und man nimmt dann oft gar nicht wahr, dass genau dadurch viel mehr Raum eingenommen wird.

AKUPRESSUR ZUR UNTERSTÜTZUNG DER LUNGENENERGIE

AKUPRESSURANWENDUNGEN

Durch Akupressur, also das Massieren von Akupunkturpunkten, ist es möglich, den Energiefluss über bestimmte Körperpunkte auszugleichen. In der Regel wird jeder Punkt etwa 90 Sekunden lang massiert – in akuten Fällen ein- bis mehrmals täglich, in chronischen Fällen alle zwei Tage. Die Gesamtdauer (Massage aller Punkte zusammengenommen) kann zwischen wenigen Minuten bis hin zu einer halben Stunde liegen. Bei Kindern liegt der Richtwert bei insgesamt etwa zehn Minuten.

Die Dauer richtet sich individuell nach dem Übenden – massieren Sie so lange, wie Sie sich damit am wohlsten fühlen. Überstrapazieren Sie die Punkte jedoch nicht, denn eine längere Stimulation ist nicht zwangsläufig effektiver. Liegt das Energieungleichgewicht beispielsweise schon länger vor, dauert das Auflösen in der Regel auch länger. Seien Sie daher nicht ungeduldig, falls Sie die Wirkung nicht unmittelbar spüren. Unter Umständen lässt der Effekt mehrere Wochen auf sich warten.

Wenn Sie in einem Durchgang mehrere Punkte massieren möchten, lassen Sie zwischen ihnen jeweils ein paar Augenblicke verstreichen (je eine halbe bis eine Minute), damit jeder einzelne Punkt auf den Körper einwirken kann.

Für die Massage haben Sie folgende Möglichkeiten. Suchen Sie sich diejenige aus, mit der Sie sich am wohlsten fühlen:

Bei der Drucktechnik üben Sie, zum Beispiel mit der Fingerkuppe, einen festen Druck auf den jeweiligen Akupunkturpunkt aus. Gehen Sie mit jeder Ausatmung etwas tiefer in den Punkt hinein. Alternativ können Sie, während Sie Druck ausüben, langsam, beinahe im Zeitlupentempo, in kleinen Kreisen zehn bis 90 Sekunden im Uhrzeigersinn (tonisierende, aufbauende Wirkung), dann dieselbe Zeitspanne (alternativ: etwa zwei Drittel der Zeitspanne) gegen den Uhrzeigersinn (ableitende, dämpfende Wirkung) kreisen und abschließend dreimal auf den Punkt drücken (stimulierende Wirkung). Mit den kreisenden Bewegungen ist es möglich, gestautes Qi zu lösen, mit dem Drücken wird Qi in die jeweilige Energieleitbahn »gezogen«. Führen Sie die Bewegungen direkt hintereinander aus, bewirkt dies einen Ausgleich der Yin- und Yang-Kräfte im entsprechenden Körperbereich. Atmen Sie während des Drückens aus und atmen Sie ein, wenn Sie mit dem Druck nachlassen. Behalten Sie während der ganzen Zeit durchgehend den Körperkontakt zwischen dem Punkt und dem Druck ausübenden Finger bei.

Eine weitere mögliche Technik ist das sogenannte Punktieren, bei dem Sie mit der Zeigefingerkuppe klopfende Bewegungen auf den jeweiligen Energiepunkt ausüben. Klopfen Sie mit der Fingerkuppe einige Minuten rhythmisch auf den Punkt. Bei einem Energieungleichgewicht ist der jeweilige Energiepunkt oft reizempfindlicher als die umgebenden Punkte.

Wichtig ist es, dass Sie alle Punkte immer an beiden Körperseiten bearbeiten – jedoch nacheinander und nicht gleichzeitig. Die entsprechenden Meridiane verlaufen symmetrisch im Körper und die Massage der Punkte auf der linken und rechten Körperseite fördert das Wiederherstellen des Energiegleichgewichts von Yin und Yang. Es kann vorkommen, dass ein Energiepunkt auf einer Seite sehr empfindlich ist und schmerzt, während Sie auf der anderen Körperseite nichts spüren. Dies deutet auf eine Qi-Stauung auf der schmerzenden Körperseite und einen gleichzeitigen Energiemangel auf der unempfindlichen Körperseite hin. Ein Massieren der Akupunkturpunkte auf beiden Körperseiten fördert den Ausgleich dieses Energieungleichgewichts.

Akupunkturpunkte, die Ihr Lungen-Qi und die Yin-Kraft Ihres Körpers allgemein stärken können, sind Lu 9, Lu 7 und Lu 1 sowie Mi 6, Ni 3 und Ni 6. Diese können Sie mehrfach am Tag massieren. Bei Lu 7 ist es am besten, wenn der Druck Ihres massierenden Fingers in die Richtung der Hand auf der massierten Körperseite weist.

Zur psychischen Unterstützung eignen sich die Akupunkturpunkte He 7 (bei diesem sollte die Massage immer nur im Uhrzeigersinn erfolgen), Pe 6, Bl 42 sowie Bl 47. Wenn Ihnen bei den letzten beiden Punkten niemand zur Hand gehen kann, lassen Sie sie gerne weg.

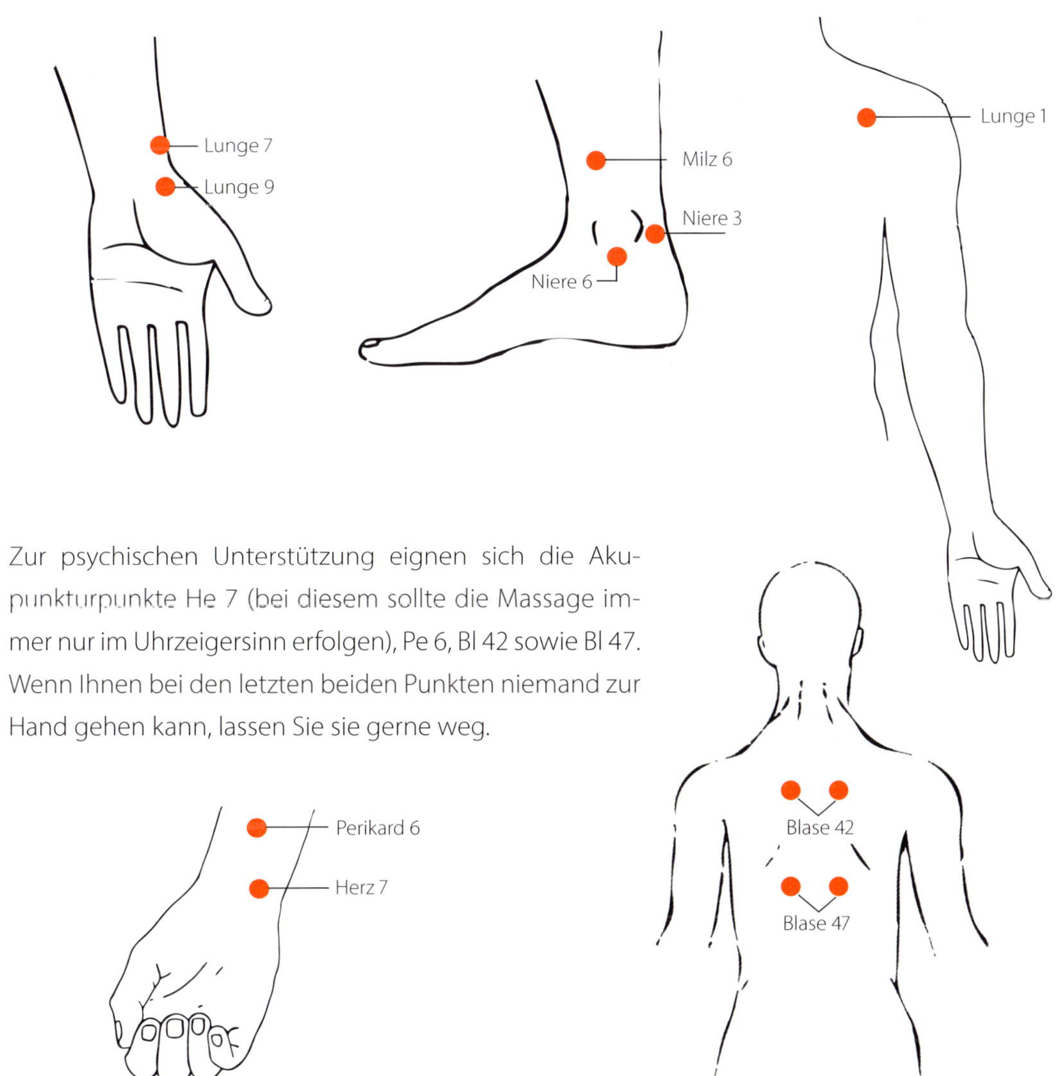

Unterstützend kann auch der Akupunkturpunkt Le 3 eingebunden werden, der das Leber-Qi in Bewegung setzt und bei Anspannung, Stress und Nervosität gute Dienste leistet.

Ein sehr guter Punkt, um das Abwehr-Qi der Lunge (und somit auch das Immunsystem) zu stärken, ist Di 11. Sie können ihn gerne mit Ma 36 kombinieren – einem Punkt, der emotional, mental und körperlich stabilisierend wirkt und kräftigt. Massieren Sie beide Punkte unbedingt nur im Uhrzeigersinn.

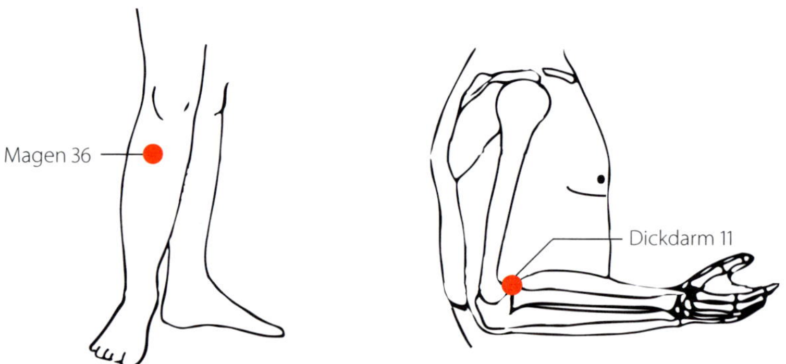

Achten Sie auch auf Ihre Körperhaltung – eine gebückte Körperhaltung (selbst eine leicht gebückte) schwächt die Lungenenergie und drückt Ihre Stimmung. Dies gilt vor allem in der heutigen Zeit, in der wir einen großen Teil des Tages damit beschäftigt sind, nach unten aufs Handydisplay zu blicken. Es gibt inzwischen etliche Studien, die einen Zusammenhang zwischen der Verbreitung von Smartphones und Tablets und dem Steigen von Depressionen zeigen und diesen auf die Körper- beziehungsweise Kopfhaltung zurückführen.

DIE KÖRPERSEELE PO UND IHRE ROLLE ALS ORGANISATIONSPRINZIP DES KÖRPERS

Bei der Körperseele Po (魄) handelt es sich genau genommen um sieben Po-Seelen. Man kann sie als Aspekte des Geist Shen (Seite 92) ansehen, welche an den Körper gebunden sind (daher auch der Name Körperseele) und damit auch eng mit allen psychischen, emotionalen und instinktiven Kräften im Menschen in Verbindung stehen. Man sagt, nach dem physischen Tod des Menschen sinken sie zur Erde hinab (während die Hun-Seelen zum Himmel steigen). Die Lunge als leichtestes, ätherischstes Zang-Organ beherberge sie und wirke dem entgegen, dass sie bereits zu Lebzeiten zur Erde absinken. Po repräsentiere die dunkle Seite des Mondes, Hun (Seite 80) die helle Seite.

So wie Yin das Yang nährt und so wie Yang das Yin bewegt, so stehen auch die Körperseele Po und die Wanderseele Hun für jeweils die Wurzel und die Flamme des anderen.

Man sagt, dass die Po-Seelen am dritten Tag in den Embryo eintreten und im vierten Schwangerschaftsmonat etabliert werden. Das Werk *»Lingshu«* , ein Teil des berühmten *»Klassikers des Gelben Kaisers«*, sagt hierzu, dass Po mit der Essenz Jing eintrete und existiere. Der Bezug zum Körper und dessen physischer Form ist sehr stark. Manchmal werden die Po-Seelen auch die sieben Erdgeister genannt, da sie einen Bezug zum Qi der Erde haben (im Gegensatz zu Hun, welches mit dem Qi des Himmels in Beziehung gesetzt wird). Führt man sich ein Bild der Monade vor Augen, entsprechen sie dem wachsenden Yin im Yang.

Wie im vorhergehenden Abschnitt beschrieben, gehören Abgrenzung und Loslassen zu den zentralen Themen des Lungen-Qi. Diese Zuordnung geht auch auf Po über, welches seinen Sitz in der Lunge hat. Po ist das, durch das der Körper mit der Außenwelt in Beziehung steht und das es ihm ermöglicht, wahrzunehmen, sich zu bewegen und sich auszudrücken. Man sagt, dass im Moment der Geburt die Wahrnehmung der Augen und Ohren, die Bewegung der Hände und der Füße, das Schreien, Weinen und Atmen unter anderem zu Po gehören. Wenn eine Person sich in späteren Jahren hauptsächlich durch den Körper wahrnimmt und ausdrückt, kann dies ein Zeichen für ein überwältigendes, erdrückendes Po sein. Dies gilt besonders, wenn zugleich die Vorstellungskraft sehr gering ist.

Eine Isolation von Po kann dazu führen, dass Shen und Hun stärker in den Vordergrund rücken. Ein Zeichen dafür wäre ein Handeln ohne nachzudenken oder die Neigung, sich eher mit Gesten und Taten als mit Worten auszudrücken. Ein Zeichen für ein kräftiges Po wären unter anderem klare und scharfe Augen (v. a. das Weiß der Augen) und eine gute Erinnerungsfähigkeit. Po, welches innerlich registrieren und aufzeichnen kann, bezieht sich auf eine Art von Bewusstsein, die zum Körper gehört – die Körperintelligenz, das Körpergedächtnis und die Körpersprache.

KLEINE ÜBUNG ZUR STÄRKUNG DES LUNGEN-QI

Stellen, setzen oder legen Sie sich in eine bequeme Position. Schließen Sie die Augen und stellen Sie sich vor, dass Sie sich geborgen an einem angenehmen Ort befinden. Nehmen Sie einige Atemzüge und visualisieren Sie den Ort Ihrer Wahl so deutlich wie möglich – gerne können Sie dazu alle Sinne verwenden. Welche Düfte oder Klänge nehmen Sie wahr? Stellen Sie sich dann eine kleine Kugel oder Lotusblüte im Bereich des Solarplexus vor. Stellen Sie sich vor, wie sie warm, sanft und dennoch intensiv leuchtet. Nach einigen Atemzügen beginnen Sie, sich bei der Einatmung auf das warme Strahlen der Kugel (oder Lotusblüte) zu konzentrieren. Bei der Ausatmung breitet sich langsam und sanft das von der Kugel (oder Lotusblüte) ausgehende Licht wie imaginäre Sonnenstrahlen in Ihrem ganzen Körper aus. Wiederholen Sie dies einige Male. Es macht nichts, wenn die Strahlen anfangs nur in einem kleinen Bereich in der Nähe der Kugel bleiben. Versuchen Sie, von Mal zu Mal immer größere Bereiche Ihres Körpers einzubinden.

Übungsvariante. Die folgende Übungsvariante ist besonders dann geeignet, wenn Sie Zurückweisung, Verlassenwerden, ungerechte Behandlung oder Ähnliches erfahren haben. Auch bei Mobbing ist diese Übung empfehlenswert, denn Mobbing-Opfer weisen oftmals ein schwaches Lungen-Qi auf. Die Übungsvariante kann schwierig durchzuführen sein – insbesondere, wenn das Verhalten anderer sehr intensiv war oder über einen langen Zeitraum andauerte. Machen Sie die Übung einfach so lange und so weit, wie Sie sich mit ihr gut fühlen, und kehren Sie dann wieder zu einigen Wiederholungen der oben beschriebenen »Übung zur Stärkung des Lungen-Qi« zurück. Führen Sie die Übung zudem am besten im Sitzen aus.

Zu Beginn führen Sie die »Übung zur Stärkung des Lungen-Qi« einige Male durch und ergänzen Sie sie dann wie folgt: Laden Sie einen oder mehrere Menschen, die Sie verlassen, grob oder ungerecht behandelt haben oder auf die Sie wütend sind, in Gedanken neben sich ein. Der Abstand bleibt dabei Ihnen überlassen. Zu nah ist nachvollziehbarerweise unangenehm, aber zu weit weg sollten die Menschen in Ihren Gedanken auch nicht stehen. Mit einiger Übungspraxis wird Ihnen dies auch gelingen, während Sie zugleich die »Übung zur Stärkung des Lungen-Qi« ohne Unterbrechung weiter durchführen. Nun weiten Sie das warme Licht aus und lassen es bei jedem Atemzug auch nach außerhalb Ihres Körpers strahlen. Füllen Sie das Licht gedanklich mit einer wohlwollenden Energie und lassen Sie es bei jedem Atemzug die in Gedanken eingeladenen Menschen mit umgeben. Schicken Sie Ihnen dabei in Gedanken Freundlichkeit, Herzlichkeit und Liebe, so gut es gelingt. Unabhängig davon, wie wenig wohlwollend sich jemand Ihnen gegenüber verhalten hat, umhüllen Sie die Person mit einer warmen und freundlichen Energie. Führen Sie dies einige Atemzüge lang aus.

Das ist oftmals wirklich nicht einfach – nicht nur für diejenigen unter uns, die nachtragend sind. Aber besonders dann, wenn sich ein innerlicher Widerstand bemerkbar macht, ist diese Übung hilfreich. Vergeben ist ein Prozess, der *Sie* heilen wird. Wenn der innerliche Widerstand zu groß wird, beenden Sie diesen Teil der Übung. Beenden Sie ihn jedoch nicht wegen eines Gedankens wie »Der/Die war so gemein zu mir und hat dies und jenes getan. Dem/Der möchte ich nichts Gutes wünschen und geben!« Versuchen Sie es.

Wenn Sie den ergänzenden Übungsteil dann beenden, schließen Sie die Übung ab, indem Sie die »eingeladenen« Personen gedanklich wieder loslassen und noch einige Atemzüge lang die »Übung zur Stärkung des Lungen-Qi« durchführen. Sie beginnen und beenden die Übungsvariante also mit der voranstehend beschriebenen »Übung zur Stärkung des Lungen-Qi«.

Angst und Unsicherheit – Ausdruck der Energie der Nieren

Die Nieren und die (Harn-)Blase sind dem Element Wasser zugeordnet. Ebenso wie ein riesiger Ozean kann Angst in die Tiefen des Unbekannten führen. So wie man in zu viel Wasser ertrinken kann, kann man gefühlt auch in Fluten der Angst ertrinken und von ihrer Energie überwältigt werden. Doch ebenso wie Wasser befeuchtet, nährt, Leben spendet und eine wundervolle Artenvielfalt ermöglicht, so ist es auch machbar, das eigene Bewusstsein zu erweitern. Man kann die Tiefen des Unbekannten sich entfalten lassen, wenn man die Angst als Fingerzeig dafür nutzt, dass man mit Unbekanntem konfrontiert wurde und/oder achtsamer und wachsamer als sonst sein sollte. Die Energie von Angst kann genutzt werden, um die eigenen Grenzen kennenzulernen und ihnen zu vertrauen.

Jeder wird Situationen kennen, in denen bei der Konfrontation mit etwas Unbekanntem Angst auftaucht. Sie lässt uns wissen, wo wir uns in vermeintlicher oder tatsächlicher Sicherheit befinden. Angst ist eine Reaktion auf die Wahrnehmung, dass eine Grenze, Gefahr oder Bedrohung vor uns liegt. Angst zeigt sich meist in Situationen, die »an die Nieren gehen«, sprich bei existenziellen Themen. Das sind im Grunde alle Aspekte, die die Grundbedingungen des Lebens beeinträchtigen können, so beispielsweise Dauerstress, Überarbeitung, Überanstrengung, schwere Krankheiten und sonstwie schwächende Lebenssituationen. All diese Situationen schwächen das Nieren-Qi, das jedoch bei allen Herausforderungen des Lebens unterstützt, wenn es sich im Gleichgewicht befindet. Wenn Sie also die Wahrscheinlichkeit für Ängste mindern möchten, versuchen Sie so gut wie möglich, das Nieren-Qi zu stärken.

Hilfreich dabei ist es vor allem, einen Lebensstil zu entwickeln, der dabei hilft, die eigenen Kraftreserven aufzufüllen und zu erhalten. Hierzu gehören beispielsweise ein ausreichender und guter Schlaf, Regenerationsphasen und eine gesunde Ernährung.

Langfristig führen Angst und Panik zu einer Dysfunktion der Niere (im anatomischen Sinn). Die Leitbahn der Blase, dem Organpaar der Niere, verläuft an der Körperrückseite und spiegelt sich in Wendungen wider wie »mit dem Rücken zur Wand stehen« oder »kalt den Rücken runterlaufen«. Letztere beinhaltet zugleich den der Niere und Blase zugeordneten pathogenen Faktor der Kälte. Dringt Kälte in den Körper ein, schwächt das in erster Linie das Nieren- und Blasen-Qi. Ein schwaches Nieren-Qi begünstigt wiederum Kälteempfindlichkeit. Kälte blockiert den Qi- und Blutfluss, lässt den Körper sich zusammenziehen und verlangsamt energetische Prozesse. Eine (Yang-)Leere des Nieren-Qi kann sich darin äußern, dass man sich leicht einschüchtern lässt und aus der Unsicherheit heraus dem Gegenüber in der jeweiligen Situation nichts entgegnet.

Wenn Sie Angst in sich wahrnehmen, sollten Sie versuchen, kurz innezuhalten und tief durchzuatmen, denn vor allem in beängstigenden Situationen neigen wir dazu, flach zu atmen. Dadurch bekommt der Körper jedoch nicht genug Sauerstoff und kann die notwendige Energie nicht bereitstellen, um bestmöglich reagieren zu können.

Nicht selten erstarrt und verspannt sich der ganze Körper in einem Angstzustand. Viele verspüren den Drang, schnell zu entkommen, während sie zeitgleich Bewegungsunfähigkeit wahrnehmen: Der Körper ist wie gelähmt und schöpft dabei aus Sicherheitsressourcen, welche in den Nieren gespeichert sind. Auf diese Weise wird das Qi der Nieren geschwächt. Normalerweise leiten die Nieren Qi zur Lunge und assistieren bei der Atmung. Angst jedoch lässt Qi absinken.

Ein zentrales Thema der Nierenenergie ist das Vertrauen ins Leben. Ist dies nur wenig oder kaum vorhanden, gleicht das einem inneren Strukturverlust und begünstigt Ängste, Phobien und Orientierungslosigkeit. Willensstärke und das Vertrauen in den Fluss des Lebens sind ein Fundament für das Gefühl einer (inneren) Sicherheit. Suchen Sie aktiv nach einer Umgebung (Orte, Menschen oder Tiere), die Ihnen das Gefühl von Geborgenheit, Sicherheit und Schutz vermitteln – Ihr Nieren-Qi wird es Ihnen danken.

DER FUNKTIONSKREIS NIERE-(HARN-)BLASE (WASSER)

Die Niere ist das Haus von Wasser und Feuer. Man sagt, sie sei der Ursprung von Yin und Yang unseres Organismus. Sie wird auch mit dem ursprünglichen, sogenannten vorgeburtlichen Qi assoziiert, der Wurzel des Lebens und Wurzel der anderen Emotionen.

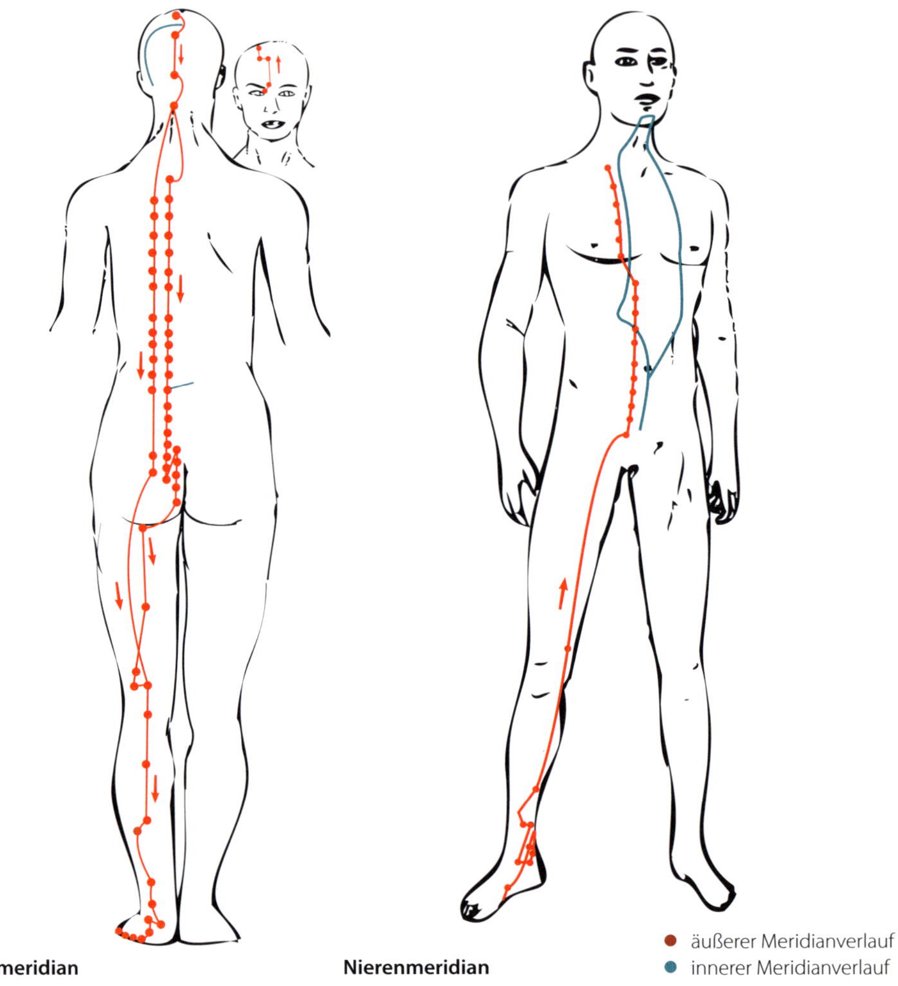

Blasenmeridian **Nierenmeridian**

Auch wenn die Niere als Ganzes betrachtet als Yin-Organ gilt, spricht man bei genauerer Betrachtung von einer Yin- und einer Yang-Niere, also einer Wasser- sowie einer Feuer-Niere. Die Essenz ist dem Yin zugeordnet, das Qi dem Yang. Die Energie der Niere wird mit Fortpflanzung und Zellerneuerung in Verbindung gebracht. Kälteempfindlichkeit, Gedächtnisverlust, Impotenz und gestörter Samenerguss (bei Männern), unregelmäßige Menstruation (bei Frauen) oder Ohrenbeschwerden wie Tinnitus sind typische Symptome für ein Ungleichgewicht der Nierenenergie. Ebenso hat Angst Einfluss auf den

Wasserhaushalt und kann Inkontinenz, häufiges Wasserlassen, Ödeme oder ausgeprägte körperliche Erschöpfung begünstigen. Ein weiteres Symptom sind dunkle Ränder unter den Augen.

Zudem gilt die Niere als Speicher der Lebenskraft sowie als Quelle des Knochenmarks und des Gehirns, da das Gehirn als ein »Meer aus Mark« angesehen wird. Auch mit den Knochen wird das Nieren-Qi daher in Verbindung gebracht. An den Extremitäten kann sich eine geschwächte Nierenenergie oder Angst in Form von kalten Füßen oder schwachen Beinen zeigen. Knie- und Rückenschmerzen (vor allem im Lendenbereich) sowie sonstige Probleme mit den Knochen gehören ebenfalls zu den typischen Symptomen für ein geschwächtes Nieren-Qi. Auch im übertragenen Sinn sind die Knochen passend, wenn man an Stabilität und Aufrichtung denkt: Bei Ängsten machen wir uns oft klein und versuchen, so unsichtbar wie möglich zu werden.

Die Ursachen für all diese Beschwerden können unterschiedlich sein. So kann beispielsweise das (Nieren-)Wasser nicht ausreichen, um das (Leber-)Holz zu befeuchten, oder das (Herz-)Feuer kann nicht mit dem (Nieren-)Wasser verbunden sein.

AUFBAU DER CHINESISCHEN SCHRIFTZEICHEN

Die chinesische Schrift wird als Morphemschrift bezeichnet, da verschiedene bedeutungstragende Sprachsilben (Morpheme) mit der gleichen Lautstruktur durch unterschiedliche Schriftzeichen wiedergegeben werden. Aufgebaut sind die meisten Zeichen aus zwei Teilen: einem sinngebenden Teil, welcher einen Hinweis auf die Bedeutung des Zeichens gibt, und einen lautgebenden Teil, welcher einen Hinweis auf die Aussprache gibt. Knapp über zweihundert sogenannte Radikale – das sind semantische und grafische Zuordnungskomponenten eines chinesischen Schriftzeichens – stehen zur Verfügung, um ein Schriftzeichen zu bilden. Diese Radikale haben jeweils eine eigene Bedeutung und können entweder eigenständig oder als Element eines anderen Schriftzeichens vorkommen.

Das chinesische Schriftzeichen für Angst (恐) besteht aus dem Radikal für Herz (心) und dem phonetischen Teil Gong (巩), einem traditionellen Begriff für »Umarmen«. Dies ist insofern interessant, als ein schwaches Nieren-Qi oftmals mit Unsicherheit und einem mangelnden Geborgenheitsgefühl einhergeht. Hat man im Elternhaus während der Kindheit wenig Geborgenheit und emotionale Verlässlichkeit erfahren, schwächt das die Nierenenergie. Darum ist es eine wichtige Basis zur Heilung, das Leben und vor allem auch sich selbst bedingungslos anzunehmen und Vertrauen ins Leben zurückzugewinnen. Akzeptanz, Sicherheit und Stabilität sind wichtige Themen der Niere. Dies gilt auch, wenn Sie jemand anderen unterstützen möchten. Starke Konfrontationen sind hier meist wenig förderlich. Hilfreicher kann es sein, einen sicheren Raum zu schaffen, in dem Vertrauen und Geborgenheit erfahren werden können. In einem solchen Sicherheitsraum kann eine Heilung leichter geschehen.

KLEINE ÜBUNG ZUR STÄRKUNG DES NIEREN-QI

Massieren Sie den Akupunkturpunkt Bl 23, indem Sie die Stelle mehrfach mit den Handrücken reiben oder drücken. Auch ein Wärmen (beispielsweise mit einer Wärmflasche oder warmer Kleidung) ist empfehlenswert und kann zudem bei Kälteneigung unterstützen.

Um die Verbindung zwischen Herz und Nieren zu stärken, hilft es, den Akupunkturpunkt Ni 6 zu massieren. Dies beeinflusst zudem die Balance der Yin- und Yang-Kräfte innerhalb des Körpers und wirkt sich positiv auf das allgemeine emotionale Gleichgewicht aus.

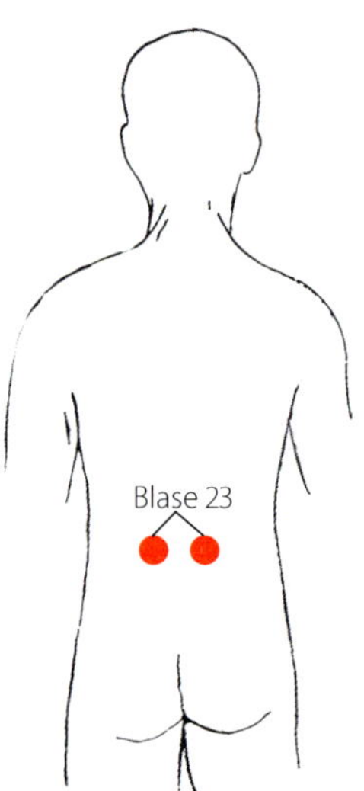

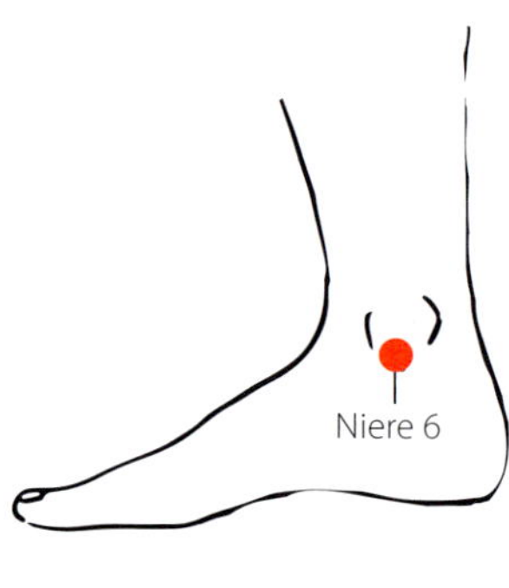

DIE WILLENSKRAFT ZHI ALS SPIEGEL EINER STARKEN NIERENENERGIE

Damit sich etwas manifestieren kann, benötigt es die Willenskraft Zhi (志). Ein Beispiel wäre ein Gedanke, der so schnell wieder verpufft, wie er entstanden ist. Damit er eine klare Form annimmt und daraus gar etwas Weiteres entsteht, wird Zhi benötigt. In der Lebensgestaltung unterstützt ein gesundes Zhi dabei, sich auf ein Ziel auszurichten und dieses aktiv und konsequent zu verfolgen. Der Yin-Aspekt dabei besteht im Lauschen nach innen, so beispielsweise darin, den eigenen Bedürfnissen zuzuhören. Durch Zhi kann sich Shen (Seite 92) materialisieren, den Körper formen, nähren und erhalten.

Im ursprünglichen chinesischen Schriftzeichen für Zhi war das Zeichen für Fuß enthalten, was semantisch die Idee der »Richtung des Herzens« nahelegte. Zhi weise die Richtung des Herzens, sagte man. Zhi bedeutet aber auch geistige Aktivität im weitesten Sinne und gilt als konzentriertes Yi (Seite 86), das sich nicht bewegt. Entscheidung, Entschlossenheit und Hartnäckigkeit sind mit Zhi verbunden, das den Frühling (Leber) erweckt und den Herbst (Lunge) stabilisiert.

Ni 4 ist ein Akupunkturpunkt des Nierenmeridians, welcher nicht nur Ihre Willensstärke positiv beeinflussen kann, sondern neben der Angst auch andere Emotionen stabilisiert. Er kann auch dann massiert werden, wenn man das Gefühl verspürt, unglücklich zu sein. Der Punkt befindet sich auf beiden Körperseiten und sollte auf beiden Seiten stimuliert werden. Machen Sie dies jedoch nacheinander (nicht gleichzeitig), auf beiden Seiten für dieselbe Zeitspanne von etwa ein bis zwei Minuten. Mit welcher Körperseite Sie beginnen, bleibt Ihnen überlassen. Massieren Sie die Punkte mit sanftem Druck, indem Sie langsam kleine Kreise im Uhrzeigersinn ausführen. Alternativ können Sie auch eine der Massagevarianten, die auf Seite 61 f. beschrieben werden, anwenden.

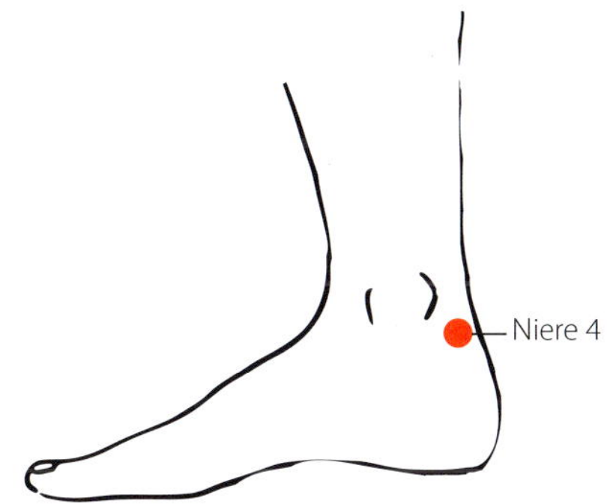

Wut und Zorn – Ausdruck der Energie der Leber

»Wut wird niemals verschwinden, solange Gedanken des Grolls im Geist gehegt werden. Wut wird verschwinden, sobald Gedanken des Grolls vergessen sind.«

(Buddha)

Wut und Zorn sind Emotionen, die in der Regel dann auftauchen, wenn etwas passiert, das wir nicht mögen oder nur schwer akzeptieren können. Oftmals gehen sie auch mit Bedauern, Schuldgefühlen oder Schuldzuweisungen einher.

Wut ist eine Emotion, die Qi zum Steigen bringt – eine plötzliche innere Bewegung, welche schwer kontrollierbar ist. Dies ist besonders dann unangenehm, wenn ein Übermaß an Wut Gewalt begünstigt. Wut kann mit der Zeit tatsächlich in selbstzerstörerische und verletzende Tendenzen ausarten. Wenn sie »explodiert«, wird es für die Außenwelt unangenehm. Wird sie aber unterdrückt, richten Sie sie praktisch gegen sich selbst und begünstigen Taubheit, Apathie oder Depressionen – die andere Seite der Medaille. Es handelt sich um dieselbe Energie, nur ist die Emotion in einem Fall nach außen (Wut) gerichtet, im anderen nach innen (Depression).

Kontrolle ist dabei ein wichtiger Aspekt: Wenn man die empfundene Wut immer nur zurückhält und kontrolliert, kann das Leber-Qi nicht frei fließen. Auch Vergeben ist an dieser Stelle sehr wichtig. Man muss denen, die einen verletzt oder ungerecht behandelt haben, vergeben. Es hilft zu versuchen, Verständnis dafür zu entwickeln, dass sie so gehandelt haben, weil sie in der Lage und Situation mit ihrem Hintergrund nicht anders handeln konnten. Vergeben heißt nicht vergessen, sondern nur, den Kreislauf des Negativen nicht weiterzuführen. Mit jedem Mal, bei dem man sich an eine entsprechende Situation erinnert und nicht vergeben hat, wird man in erster Linie sich selbst erneut verletzen und leiden.

Zur Leberenergie gehört Wind (im abstrakten Sinn), ein plötzliches Aufkommen und Zerstreuen von Energie. Rheuma zählt man daher zu den Leberproblemen, denn bei Rheuma »springt« der Wind von Gelenk zu Gelenk. Ein Wutausbruch, wie er für einen Choleriker typisch ist, ist das Zeichen lang unterdrückter Wut: Wind/Wut steigt auf und zerstreut sich, sodass man sich nach dem Wutausbruch entspannter fühlt. Dadurch, dass Wut Qi aufsteigen lässt, zeigen sich Symptome oftmals auch in oberen Körperregionen – so werden Migräne und Kopfschmerzen klassischerweise mit dem Leber-Qi assoziiert, auch wenn je nach Lage der Schmerzen ebenso andere Funktionskreise die Ursache sein können.

Wenn Wutgefühle auftreten, produzieren die Nebennieren als Reaktion auf Gehirnsignale Stresshormone. Diese beschleunigen die Herzfrequenz, senden Energie in die Muskeln und andere Organe und hemmen einige Körperfunktionen wie die Verdauung. Wut kann die Blutgefäße zum Verdauungstrakt verengen, das Herz-Kreislauf-System belasten und Bluthochdruck, Schlaflosigkeit und Kopfschmerzen verursachen. So viel zum Negativen. Denn Wut ist keineswegs eine »negative Emotion«. Sie kann einen Impuls für notwendige Veränderungen geben. Sie ist eine kraftvolle Energie, die die Quelle von Kreativität sein kann. Das Leber-Qi steht für Kreativität, Impulse und Flexibilität. Nicht zufällig haben viele Künstler und Musiker ihre besten Eingebungen in der Leber-Zeit, zwischen ein und drei Uhr in der Nacht. Dies passt zu der Zuordnung der Leber zur Farbe Grün und zum Frühling, wenn alles sprießt, wächst und gedeiht. Der ebenfalls passende Aspekt der Bewegung ist ebenso zentral für die Leber.

Die Körperchemie, die von Wut erzeugt wird, kann Ihnen die nötige innere Kraft geben, für sich selbst und für andere einzustehen, wenn beispielsweise Ungerechtigkeit droht. Und in der Tat steht die Leber an vorderster Front, wenn es um die Verteidigung des Körpers geht. Sie hat im Vergleich zu den anderen Emotionen das meiste Konfliktbereitschaftspotenzial. Ihre Energie ist – z. B. im Vergleich zur (nach innen gerichteten) Traurigkeit – nach Außen gerichtet. Entscheidungskraft und das Behalten des Überblicks über Situationen verdanken wir der Leberenergie. Abgrenzung, das Bestimmen und Einnehmen des eigenen Raums und das Führen eines selbstbestimmten Lebens sind wichtige Themen des Leber-Qi. Jede Einengung des eigenen Lebensraums greift die Leberenergie an, die die treibende Kraft beim Ausdruck der innersten Bedürfnisse ist. Wurden einem in der Kindheit zu wenig oder zu viel Grenzen gesetzt, kann sich das im Alltag darin zeigen, dass man sich egozentrisch über Grenzen anderer hinwegsetzt oder andere stetig über die eigenen Grenzen treten lässt, weil man zu wenig Selbstwertgefühl hat. Beides führt zu einem Ungleichgewicht des Leber-Qi.

Eine weitere Funktion der Leber ist das Speichern von Blut. Die Leber (im anatomischen Sinn) ist ein sehr blutreiches Organ und kann sich normalerweise besonders gut selbst regenerieren. Wenn man bedenkt, womit eine Leber bei unserem heutigen Lebensstil fertig wird – seien es die Stressbelastungen oder all die Toxine (Chemikalien in Wasser und Nahrung, Alkohol, Nikotin, Drogen etc.) –, verwundert es nicht zu hören, dass sie eines unserer physisch stärksten Systeme im Vergleich mit den anderen Organen ist. Übrigens eignen sich alle Dehnübungen aus westlichen und östlichen Übungssystemen zur Unterstützung des Leber-Qi, denn Sehnen und Bänder werden durch reichen Blutvorrat genährt. Je flexibler der Körper, desto besser.

Wie man sieht, ist das Leber-Qi für einen freien Energie- und Blutfluss sehr wichtig. Es passt daher sehr gut, dass die der Leber zugeordnete Emotion Wut wichtige Impulse dafür gibt, Stagnierendes in Gang zu bringen. Wut kann auch auf das Denken mobilisierend wirken, wenn das Qi durch Sorgen und Grübeln »verknotet« ist. Vielleicht kennen Sie es aus eigener Erfahrung, dass man durch Wut manchmal aus Gedankenschleifen herauskommen kann. Auch wenn der Effekt nur kurzfristig anhält: Die Energie, die daraus befreit, ist die Energie, die auch Stagnationen löst und aufbricht. Das Leber-Qi gibt dem Körper Energie und spielt in Bezug auf die Bewegung und Zirkulation von Qi insgesamt eine wichtige Rolle.

Kontrolliert man Impulse der Leber und Wut jedoch zu stark, führt das unweigerlich zu einer immer größer werdenden inneren Anspannung sowie einer Qi-Blockade, welche sich als mangelnde Flexibilität und Verspannung äußern. Bei unterdrückter Wut wird der Qi-Fluss behindert, wodurch eine unproduktive Reibungshitze entsteht, welche wiederum das von der Leber gespeicherte Blut erhitzt.

Akupunkturpunkte, die bei der Neigung zu Wut unterstützend wirken, finden Sie im Folgenden.

AKUPRESSUR ZUR UNTERSTÜTZUNG DER LEBERENERGIE

Massieren Sie die in diesem Abschnitt genannten Akupunkturpunkte mit sanftem Druck, indem Sie langsam kleine Kreise im Uhrzeigersinn ausführen. Die Punkte befinden sich auf beiden Körperseiten und sollten beidseits stimuliert werden. Machen Sie dies jedoch nacheinander (nicht gleichzeitig), auf beiden Seiten für dieselbe Zeitspanne von etwa ein bis zwei Minuten. Mit welcher Körperseite Sie beginnen, bleibt Ihnen überlassen. Alternativ können Sie auch eine der Massagevarianten, die auf Seite 61 f. beschrieben werden, anwenden.

- *Gb 20:* kann »Wind« ausleiten und die Sinne klären; unterstützender Punkt, wenn Entscheidungen getroffen werden müssen und man einen klaren Blick auf eine Situation benötigt
- *Le 3:* guter Punkt bei Nervosität und innerer Anspannung sowie bei Blutdruckbeschwerden
- *Le 4:* guter Punkt zur Unterstützung beim Umgang mit Ärger; erhöht den Muskeltonus und wirkt am besten, wenn die Dickdarmfunktion nicht beeinträchtigt ist
- *Le 5:* stärkt Leber-Yin, während es zeitgleich Leber-Yang reduziert; kann bei Neigung zu plötzlichen und unkontrollierten Wutausbrüchen unterstützen.

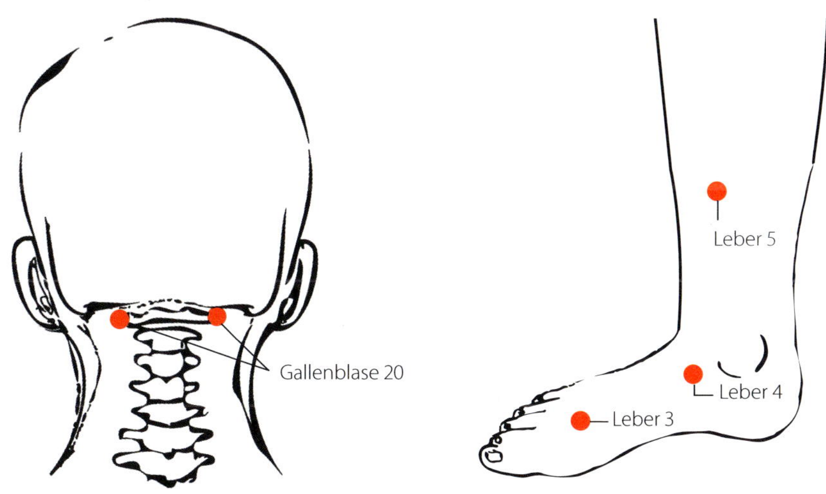

DER FUNKTIONSKREIS LEBER-GALLENBLASE (HOLZ)

Man sagt, das Nieren-Qi sei die Quelle von Qi und Blut, das Leber-Qi hingegen der Motor und Impulsgeber, welcher Qi und Blut in der richtigen Intensität sowie zur rechten Zeit bewege. Das chinesische klassische Werk *»Lingshu«* sagt, dass Angst entstehe, wenn die Leber leer ist. Wenn sie voll ist, entstünde Ärger.

Die Leber ist in der chinesischen Medizin der General, der sich auf die Entscheidungen der Gallenblase verlässt. Die Leber plant, die Gallenblase entscheidet.

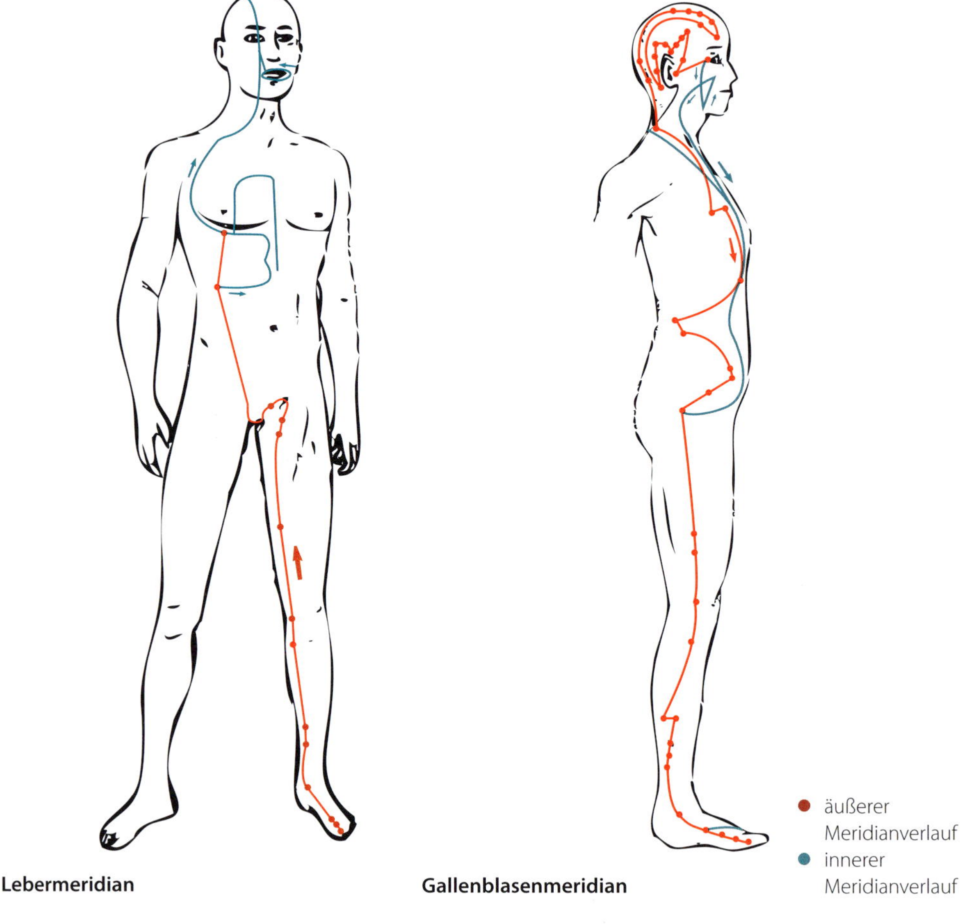

Lebermeridian **Gallenblasenmeridian**

Augen sind das Sinnesorgan, das der Leber zugeordnet ist. Und so spiegelt sich ein Ungleichgewicht des Leber-Qi oftmals in Sehstörungen wider. Vielleicht kennen Sie die Verbindung bereits aus eigener Erfahrung, aus Situationen, in denen die Leber beansprucht wurde – beispielsweise bei zu starken Entgiftungs- oder Fastenkuren oder am Tag nach Silvester, wenn viel Alkohol getrunken wurde und sich dies kurzzeitig in einer verschlechterten Sehfähigkeit zeigt.

Neben Augenproblemen können emotionale Labilität, innere (An-)Spannung, Muskel- und chronische Sehnenbeschwerden, Kopfschmerzen, Verspannungen (v. a. im Nacken- und Schulterbereich), Bluthochdruck oder Hitzegefühl ein Hinweis auf ein Ungleichgewicht im Funktionskreis Leber-Gallenblase sein. Eine Yin- (oder Blut-)Leere der Leber sorgt dafür, dass man ständig aufbrausend und grantig ist und alles immer nur so haben will, wie man selbst möchte. Zehrt sich das Leber-Yang auf, führt das zu ständigem Nörgeln und Reizbarkeit.

Wird in jungen Lebensjahren der Versuch einer Abgrenzung »gebrochen« – beispielsweise durch sehr autoritäre Erziehungsmaßnahmen –, wird es dem Betroffenen wahrscheinlich später schwerer fallen, den eigenen Lebensraum inklusive aller Bedürfnisse einzunehmen und dafür einzustehen. Umgekehrt kann es schwerfallen, die Grenzen anderer wahrzunehmen und zu respektieren sowie die eigenen Grenzen in einem guten Maß abzustecken, wenn man in jungen Jahren sich selbst überlassen war und keine Grenzen gesetzt bekam. Abgrenzung und Anpassung sind demnach wichtige Themen der Leber.

Jede Einengung des eigenen Lebensraums schwächt das Leber-Qi. Dies gilt auch für spätere Jahre. In jungen Jahren stehen wir unter Umständen und Einflüssen, die sich unserer Kontrolle entziehen. Wenn wir jedoch älter werden, liegt es in unserer Verantwortung, bewusst mit inneren und äußeren Situationen umzugehen und uns weiterzuentwickeln. Je länger man Umstände hinnimmt, die die eigenen Bedürfnisse beschneiden und der eigenen Entwicklung im Wege stehen, desto mehr schwächt man die eigene Leberenergie – ein Teufelskreis.

Die Leber ist ein Organ der Kontrolle, dem es auch obliegt, das Fließen der psychischen Energie zu kontrollieren. Das Leber-Qi regelt das Kommen und Gehen der Gefühle, während die Lunge für den körperlichen Bezug der Gefühle steht.

KLEINE ÜBUNG BEI WUT

Bilden Sie lockere Fäuste. Sie können sie entweder irgendwo auflegen, die Hände vor sich heben oder an der Körperseite hängen lassen. Schließen Sie die Augen, atmen Sie langsam durch die Nase ein und halten Sie kurz inne. Atmen Sie dann schlagartig und kräftig durch den Mund aus, wobei Sie ganz plötzlich feste Fäuste machen, bei denen Finger, Hände und Arme angespannt sind. Wiederholen Sie diesen Prozess einige Male. Wenn Sie möchten, können Sie sich vor Übungsbeginn eine Situation ins Gedächtnis rufen, die Wut in Ihnen ausgelöst hat.

DIE WANDERSEELE HUN ALS BEWUSSTSEINSASPEKT DER LEBER

> *»Während des Tages lebt Hun in den Augen, nachts wohnt es in der Leber. Wenn es in den Augen wohnt, sieht es. Wenn es in der Leber wohnt, träumt es. Träume sind die Wanderungen von Hun durch die neun Himmel und neun Erden.«*
>
> (Aus »Das Geheimnis der goldenen Blume«)

Das Schriftzeichen für Hun (魂) setzt sich aus den Zeichen für Wolke (云) und für Erdengeister (鬼) zusammen und wird oft mit »Wanderseele« oder »ätherische Seele« übersetzt. Seien Sie bei diesem Begriff bitte vorsichtig und assoziieren nicht automatisch die christliche Vorstellung einer Seele. Im mystischen Glauben wohnen im Menschen drei Hun, die man sich (wie auch Po, Seite 65) als personifizierte Wesen vorstellen kann. Zum Zeitpunkt des Todes gehen sie aus dem Körper und schwingen sich in ätherische himmlische Sphären, wo sie mit dem universellen Bewusstsein verschmelzen. Abstrakter gesprochen, ist Hun ein Teilaspekt von Shen (Seite 92), also ein Teilaspekt eines individuellen Bewusstseins. Hun ist dabei der Yang-Aspekt, das Feuer. Es begleitet Shen und bewegt und agiert, während die Körperseele Po still bleibt.

Man sagt, Hun lebe nach dem physischen Tod noch eine Weile im Körper, bevor es mit dem universellen Bewusstsein verschmelze. Zu Lebzeiten kann es sich sowohl nach innen zum Unterbewusstsein als auch über die Augen nach außen hin wenden. Hun nimmt die Position eines Torhüters zwischen Innen und Außenwelt ein und ermöglicht die Kommunikation zwischen Innen und Außen, indem er sie abgleicht, unterscheidet und Grenzen zieht. Es verleiht die Fähigkeit zu sehen und einzuschätzen, was von außen auf uns zukommt, und verbindet zeitgleich mit Innenwelt und Unbewusstem.

Das Zeichen für Wolke, aus dem der Begriff Hun unter anderem besteht, weist auf seine Flüchtigkeit hin. Wichtig ist daher seine Verankerung im Yin, die durch die enge Beziehung zur Leber (einem Yin-Organ) und zum Blut erreicht wird. Bei einem Ungleichgewicht der Leber oder bei einer Blut-Leere leidet die Kommunikation zwischen Innen- und Außenwelt. Ein Symptom kann daher auch eine starke innere Unruhe sein. Im zweiten Kapitel des Werks *»Das Geheimnis der goldenen Blume«* heißt es, dass Hun die Essenz des Körpers verzehren könne, so wie die Flamme Materie verbrennt.

Zu den Attributen von Shen (Seite 92) zählen Helligkeit, Klarheit, Bewusstsein und Intelligenz, während mit Hun fluktuierende, träumende, halluzinatorische und visionäre Zustände assoziiert werden. Hun folgt Shen. Wenn Shen also nicht still, integriert und gut verwurzelt ist, dann wandert Hun ohne Wiederkehr, was zu einer Loslösung von der Realität und vom logischen Denken führt – unter Umständen zu einem wahren Delirium. Psychotische Zustände sind Ausdruck einer extremen Pathologie von Hun. Ein Gedankenüberschuss verbraucht Materie und man verliert den Kontakt zum Realen und Konkreten.

Wie in dem Zitat zu Anfang des Abschnitts erwähnt, wohnt Hun in der Leber. Starker und unaufhaltsamer Zorn verdrängt Hun jedoch, was die Leber »verletzt«. Wird die Leber »verletzt«, dann verliert sie die Kontrolle über ihre Funktionen, so beispielsweise über die Regulierung des Qi-Flusses. Dies begünstigt ein Steigen des Qi – und tatsächlich brodelt Wut ja oftmals wie ein Vulkan nach oben. Redewendungen wie »blind vor Wut« greifen die Verbindung zwischen Leber (den Augen zugeordnet) und Wut (ebenso der Leber zugeordnet) sehr deutlich auf. Aber auch übermäßige Trauer (die Emotion der Lunge) kann die Leber verletzen, sodass Hun nicht mehr genährt wird und keinen Platz zum

Wohnen hat. Auch dies kann einen Verlust des Realitätssinns und der Wahrnehmungsfähigkeit sowie Gefühlsschwankungen und unpassende Antworten auf Fragen begünstigen.

Hun unterstützt uns dabei, dass wir uns frei in der Welt des Denkens, der Vorstellungskraft und der Empfindungen bewegen können. Im Gegensatz zu Po, das mit der Form und Substanz der Dinge in Verbindung gebracht wird, besitzt Hun eine Verbindung zur sich bewegenden Energie.

Ist Hun schwach, kann dies zu einem unzureichenden Fluss der Emotionen führen: Ist die Bewegung, die die Zirkulation der Emotionen ermöglicht, zu schwach, können diese sich nicht harmonisieren und sich gegenseitig ausbalancieren. Eine einzelne Emotion kann dann leicht dominieren, unflexibel werden und stecken bleiben. Sie sehen also: Selbst wenn Sie selten Wut verspüren oder wenn für Sie zunächst einmal Traurigkeit oder Angst vorrangige Themen sind, so ist das Leber-Qi dennoch sehr wichtig. Denn seine Kraft unterstützt die Bewegung aller Emotionen.

Sorgen und Grübeln – Ausdruck der Energie des Magens

Bei Sorgen verliert man leicht den Bezug zum gegenwärtigen Moment. Das ständige Grübeln vernebelt ihn förmlich. Manchmal zeigen sie sich in einem sorgenden Grundgefühl ohne direkten Bezug zu einer bestimmten Person oder Situation, manchmal kreisen die Gedanken um konkrete Situationen und Beziehungen – auch um solche, die nicht mehr förderlich für einen selbst sind.

Wenn sich Gedanken verselbstständigen und in einer Dauerschleife kreisen, schwächt das insbesondere die Milzenergie. Ausdruck eines ausgewogenen Milz-Qi ist ein Denken in Form von Reflektieren – man hält inne und setzt sich mit Empfindungen, Wahrnehmungen und Fantasien auseinander. Nur wenn das Denken übermäßig wird, sich zu einer eigenen Beschäftigung entwickelt und allen Raum einnimmt, »verknotet« sich Qi. Wut ist die Emotion, die diese Dauerschleife durchbrechen kann.

Sorgen und Grübeln enthalten auch einen Aspekt der Fürsorge, wie zum Beispiel bei einem Elternteil, das Verantwortung für sein Kind empfindet und sich um dessen Wohlergehen sorgt. So wie auf körperlicher Ebene das Bindegewebe einen gewissen Zusammenhalt schafft, geschieht dies auf zwischenmenschlicher Ebene durch die Fürsorge. Beide Aspekte – Sorge und Fürsorge – sind mit dem Milz-Qi assoziiert. Eine (Yin-)Leere der Milzenergie kann jedoch ein ausgeprägtes Helfersyndrom begünstigen. Manchmal wirken die betroffenen Menschen sehr lebendig, haben viele gute und kreative Ideen und kümmern sich viel um die Belange anderer Menschen – selbst wenn diese dies gar nicht möchten oder das Kümmern gar als unangenehm empfinden.

Im Gegensatz zur Leber (Seite 74), zu der die Thematik des Ich und Du gehört, steht beim Funktionskreis Magen-Milz der soziale Aspekt im Vordergrund. Auch Veränderungen und Verluste sind ein Aspekt einer jeden sozialen Beziehung und stehen wiederum mit der Lungenenergie in Verbindung. Sie sehen, wie alles voneinander abhängt und nichts ganz starr in eine Schublade gesteckt werden kann.

Der Milz obliegt die Entscheidung, ob ein Gedanke mit der Qualität des Herzens in Einklang steht. Soll er angenommen oder verworfen werden? Greift das Herz einen Gedanken auf, ist es im nächsten Schritt an der Milz, den Gedanken zu bearbeiten, zu analysieren und zu transformieren. Daraus kann ein gesamter Denkprozess entstehen: Für alle darin enthaltenen Überlegungen und Abwägungen ist ein Zusammenspiel von Herz- und Milz-Qi wichtig. Es verwundert nicht, dass in klassischen Schriften oft eine Verbindung zwischen einem verletzten Herz und Grübeln hergestellt wird. Grübeln beschäftigt das Herz, füllt es, und es kann dann nicht mehr frei kommunizieren und sich ausdrücken.

Hilfreich ist es in solchen Fällen, sich in Akzeptanz zu üben, auch wenn dies leichter gesagt als getan ist. Akzeptanz beinhaltet immer auch, dass wir loslassen (zum Beispiel eigene Erwartungen und Wünsche), dass wir aktiv mit den Geschehnissen umgehen und dass wir es hinnehmen, keine Kontrolle über deren Verlauf zu haben. Vergangene Ereignisse so zu akzeptieren, wie sie geschehen sind, gibt uns die Möglichkeit, zu vergeben und loszulassen. Dazu muss man sich entscheiden. Und diese Entscheidung zu treffen, liegt in unserer eigenen Verantwortung.

KLEINE ÜBUNG ZUM GEWAHRSEIN

Versuchen Sie, mehrfach am Tag gewahr zu sein – sei es beim Zähneputzen oder Gehen. Versuchen Sie, Ihren Körper im Ganzen zu spüren. Gerne können Sie auch mit einem Teilbereich beginnen und diesen anschließend durch einen beliebigen anderen ersetzen. Stellen Sie sich Fragen wie die folgenden: Wie fühlt sich der rechte Fuß oder der rechte große Zeh an? Ist er kalt oder warm? Kribbelt er? Wie fühlt sich die Unterlage an, auf der er steht? Tauchen Sie so gut wie möglich ins Erleben und Fühlen ein.

Ein weiterer Ratschlag bei Sorgen und Grübeln ist körperliche Bewegung. Der Funktionskreis Magen-Milz hat sowohl mit mentaler und emotionaler Transformation als auch mit der physischen Verdauung zu tun. Wenn Sie auf maßvolles Essen achten, mindern Sie damit auch die Neigung zum Grübeln. Vielleicht kennen Sie das aus eigener Erfahrung: Wenn Sie zu viel essen, werden Sie eher lethargisch und schwermütig, wenn auch nur für kurze Zeit. Dies fördert endlose Gedankenschleifen und unproduktives Denken. Warme Speisen und Getränke unterstützen Magen-Milz – daher beginnen Chinesen den Tag gern mit einer warmen Suppe oder einem warmen Getränk.

AKUPRESSUR ZUR UNTERSTÜTZUNG DER MAGENENERGIE

Bl 49 gilt als ein Akupunkturpunkt, der bei allem unterstützen kann, das festgefahren ist – sei es auf emotionaler oder auf mentaler Ebene, in Form von Gedankenkreisen. Der Name des Punktes lautet Yishe, was übersetzt so viel bedeutet wie Wohnsitz von Yi, dem Ausdruck des Milz-Qi. Massieren Sie den Punkt, indem Sie langsam kleine Kreise im Uhrzeigersinn durchführen und dabei durchgehend Druck ausüben.

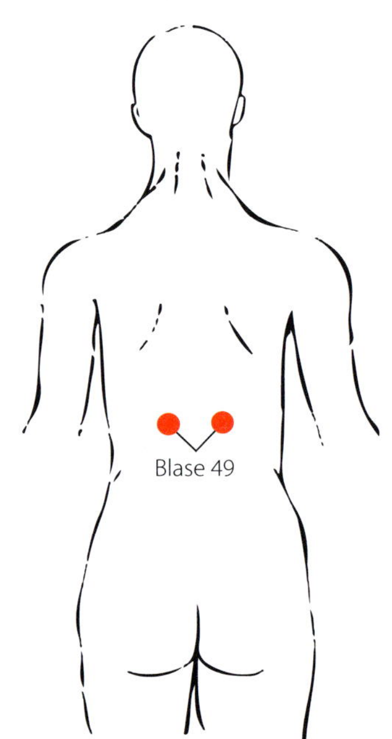

DER FUNKTIONSKREIS MAGEN-MILZ (ERDE)

Alles, was wir aufnehmen – sei es Nahrung, (Sinnes-)Eindrücke oder Informationen – muss sortiert und analysiert werden, bevor es weiterverarbeitet und in unser Körper-Geist-System integriert werden kann. Zentrale Aspekte des Funktionskreises Magen-Milz, der für die Mitte steht, sind daher (mentale und physische) Verdauung, Transport und Transformation. Ist das Milz- oder Magen-Qi schwach, kann die Verdauung nicht einwandfrei funktionieren – sowohl mental als auch physisch. Auch kann ein geschwächtes Milz-Qi Blut, Essenz und Qi (auf den gesamten Körper bezogen) nicht stärken, wie es sonst möglich ist. Passenderweise sind Magen-Milz die Erde sowie der Jahreszeiten-

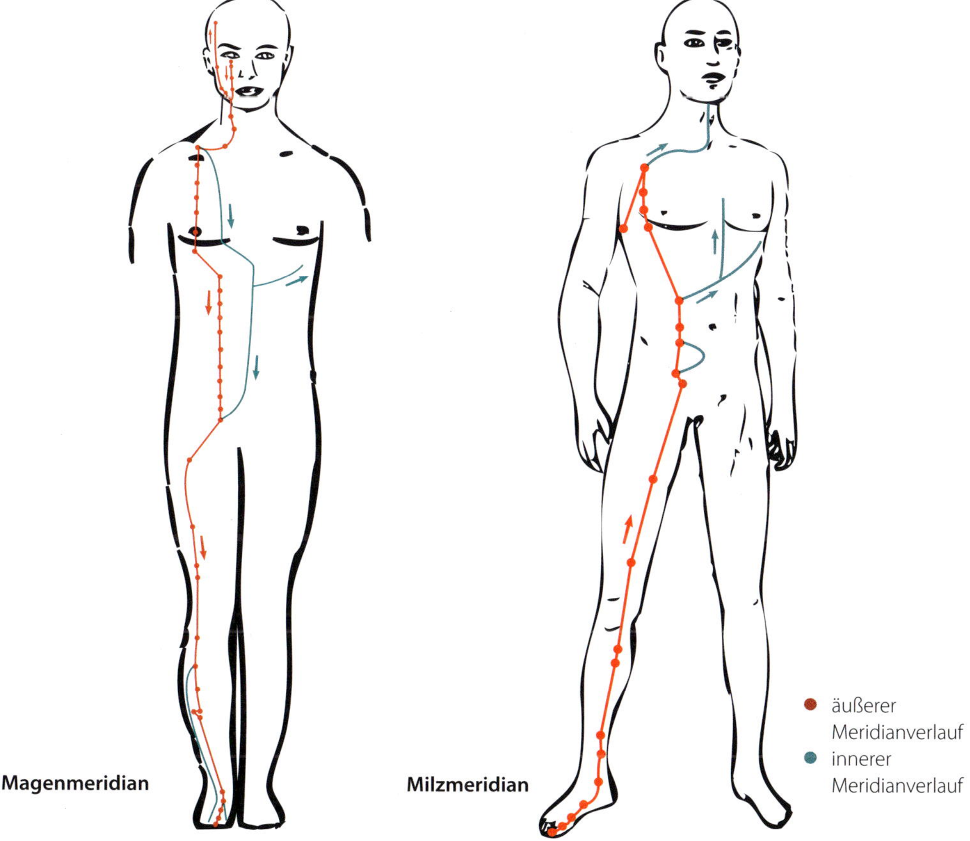

wechsel zugeordnet: Ein Übergang wird ermöglicht, sodass sich Neues materialisieren kann. In neueren Schriften wird diesem Funktionskreis der Spätsommer zugeordnet, der Zeit nach der vollen Blüte.

Auf körperlicher Ebene schlägt es uns sprichwörtlich auf den Magen, wenn diese Verarbeitungsprozesse nicht reibungslos verlaufen. Gleiches gilt auch für unsere Gedanken: Belastendes, anhaltendes Gedankenkreisen spricht für ein Ungleichgewicht im Funktionskreis Magen-Milz. Bevor durch die Energie der Leber Entschlusskraft und durch die Energie der Niere Durchsetzungsfähigkeit beigesteuert wird, werden mithilfe der Milz-Energie verschiedene Möglichkeiten gedanklich durchgespielt und eventuell neu arrangiert. Je ausgeglichener das Milz-Qi, desto besser funktioniert die Aufnahme, Analyse und Zuordnung. Ein starkes Milz-Qi unterstützt das Abwägen von Gedankengängen, das Finden von Lösungsansätzen und konstruktives Nachdenken. Strapaziert wird es bei Kopflastigkeit, endlosem Grübeln und einer ungesunden Ernährungsweise. Hierzu zählen nicht nur die Lebensmittel selbst, sondern auch die Menge, Temperatur und Art und Weise des Essens. Nehmen Sie sich beispielsweise Zeit dafür oder »erledigen« Sie es als notwendiges Übel hastig zwischen zwei Terminen?

Anzeichen für ein Ungleichgewicht von Magen-Milz sind zum Beispiel Ödeme, Anämien, wässriger oder breiiger Stuhl, Verdauungsschwäche, Bindegewebsschwäche, Organsenkungen, Gedächtnisprobleme, Aufmerksamkeits- oder Konzentrationsstörungen. Auch die Zirkulation des Blutes kann beeinträchtigt werden.

DIE GEDANKENKRAFT YI UND IHRE BEDEUTUNG FÜR MENTALE STÄRKE

Das chinesische Schriftzeichen für Yi (意) besteht aus dem Zeichen für Klang (音) und dem Radikal Herz (心). Im übertragenen Sinn könnte man das Zeichen also mit »Klang des Herzens« übersetzen. Andere Übersetzungsmöglichkeiten sind »Absicht« oder »Intention«. Dabei geht es um den gesamten Prozess der Gedankenbildung – also die Abfolge von Aufmerksamkeitslenkung, Erinnerung, Überlegung, Vermutung und Analyse.

Yi, der Ausdruck des Milz-Qi, bezieht sich (ebenso wie beispielsweise Hun und Po) nicht nur auf den medizinischen, sondern auch auf den philosophischen Bereich und spiegelt mentale und emotionale Zustände wider. Yi gehört zu dem Moment, in dem Herz und Verstand mit der äußeren Realität in Kontakt treten. Man kann Yi als den entscheidenden Moment des Herzens bezeichnen, das sich bewegt, aber keine Form hat.

Yi wohnt in der Milz und kontrolliert die Fähigkeit zur Reflexion. Geistige Wachheit ist eine Art und Weise, wie sich Yi ausdrückt.

Ekstatische Freude und Hyperaktivität – Ausdruck der Energie des Herzens

Als die dem Herzen zugeordnete Emotion findet sich in vielen Schriften Freude. Man wundert sich vielleicht, dass eine hebende und vitalisierende Emotion in den Wandlungsphasen einen Platz direkt neben Traurigkeit und Wut einnimmt. Gemeint ist hier jedoch nicht die (Lebens-)Freude. Nur ein Mangel an dieser schwächt das Herz-Qi. Was gemeint ist, ist die ekstatische, exzessive Freude und Euphorie, weshalb in der Überschrift von ekstatischer Freude und Hyperaktivität die Rede ist. Ein solcher emotionaler Zustand kann das Herz zu sehr in Aufregung versetzen und das Nervensystem erregen. Und tatsächlich sind Fälle bekannt, in denen übermäßige Euphorie Herzversagen auslöste (Happy Heart Syndrome – ein Sonderfall des Takotsubo-Syndroms, des sogenannten »gebrochenen Herzens«). Durch übermäßige Freude wird zu viel Feuer produziert, wodurch die psychische Energie zu sehr erregt und überbeansprucht und damit der Geist geschädigt wird.

Stellen Sie sich eine übersteigerte und hektische Freude vor, die über das Ziel hinausschießt und nicht verwurzelt ist. Sie fördert die Neigung zu Übermut, Überdrehtsein, innerer Unruhe, Hektik, zu schnellem und vielem Sprechen, zu häufigem »grundlosen« Kichern und Herzklopfen oder -stolpern.

Ist diese Erregung allerdings brüchig, neigt man zu Mattigkeit und depressiven Zuständen. Weitere Symptome eines Ungleichgewichts des Herz-Qi können Ruhelosigkeit,

Gedächtnis- und Konzentrationsschwierigkeiten sowie Schlafbeschwerden (vor allem Einschlafschwierigkeiten) sein. Besteht eine (Yang-)Leere, so fördert diese verwaschenes oder verlangsamtes Sprechen, Stottern, Schwierigkeiten, Freude zu zeigen, Sich-nach-innen-Kehren, geringes Engagement und vermindertes Interesse für die Umgebung sowie Unkonzentriertheit.

Ängste, die nicht existenzieller Natur sind (existenzielle Ängste sind der Nierenenergie, Seite 68, zugeordnet), sondern vielmehr mit Scham behaftet sind, werden dem Herzen zugeordnet. Ebenso wie diese Ängste kühlt auch ein Mangel an (Lebens-)Freude das Feuer des Herzens.

Im chinesischen Klassiker »*Lingshu*« heißt es, dass es in der Weisheit des Lebens liegt, Freude und Wut zu harmonisieren und sich nicht aus der eigenen Mitte werfen zu lassen. Maßvolle Freude führt Qi abwärts und beruhigt. Gemeint ist natürlich nicht die Freude in dem Sinn, das Gefühl der eigenen Unzufriedenheit mit Konsumgütern zu kompensieren, sondern die Freude im Sinn von Lebensfreude, Begeisterung und Liebesfähigkeit – eine Freude, die innere Harmonie und Ausgeglichenheit widerspiegelt.

AKUPRESSUR ZUR UNTERSTÜTZUNG DER HERZENERGIE

Zwei Akupunkturpunkte, die beide »klärend« auf das Feuer wirken, das bei Unruhe von Shen entsteht, sind Di 5 und Di 7. Sie eignen sich zudem als Unterstützung bei Unruhezuständen, »grundlosem« Kichern und Lachen und Überdrehtsein.

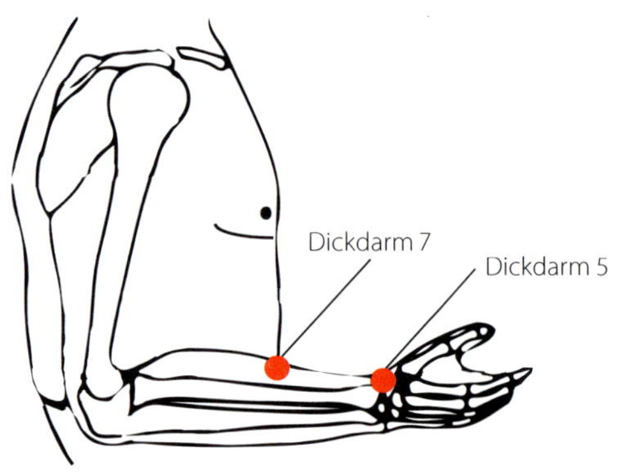

Bei Ma 36 handelt es sich um einen der Hauptpunkte in der Akupunktur. Der Punkt hat eine breite Indikation und findet oft Verwendung. Unter anderem ist er auch in der Lage, Shen zu beruhigen und bei innerer Unruhe zu unterstützen. Ebenso kann er bei Sorgen, Kummer, Traurigkeit oder Wut angewendet werden. Er unterstützt dabei, wieder »in den Körper« zu kommen, und kann sowohl hilfreich sein, wenn eine Emotion Sie ganz plötzlich überkommt, als auch, wenn Sie sich zurückgewiesen und verlassen fühlen.

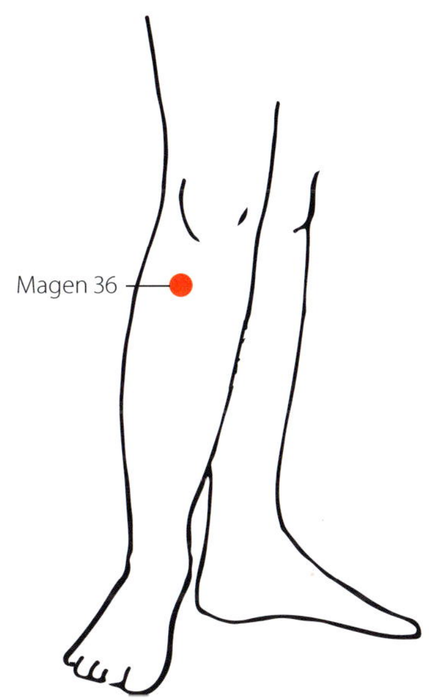

Wie Sie diese beiden Punkte für sich nutzen können (sprich: wie Sie sie am besten massieren), erfahren Sie ab Seite 61. Alternativ können Sie sie in akuten Situationen einfach mit festem Druck halten. »Behandeln« Sie beide Körperseiten nacheinander, wobei Sie frei wählen können, mit welcher Sie beginnen.

DER FUNKTIONSKREIS HERZ-DÜNNDARM (FEUER)

> *»Wie kann jemand das Dao kennen? Durch das Herz.*
> *Wie kann das Herz es kennen? Durch die Leere, die reine Aufmerksamkeit, die das Wesen und die Stille eint.«*
>
> (Xunzi, um 300 – 239 v. Chr.)

Unser Herz schlägt etwa 100.000-mal täglich und erzeugt 60- bis 1000-mal mehr Kraft und elektromagnetische Energie als unser Gehirn. Im Fötus wird das Herz noch vor dem Gehirn geformt. Das Herz würde ohne Weiteres weiter schlagen, wenn die Verbindung zum Gehirn unterbrochen würde. In den 1970er-Jahren entdeckten Wissenschaftler, dass das Herz ein ausgeklügeltes Nervensystem aufweist, und inzwischen wurde nachgewiesen, dass die elektromagnetischen Signale, die vom Herzen ausgestrahlt werden, tatsächlich in den Gehirnwellen einer anderen Person nachweisbar sein können. Interessierten Lesern möchte ich die Veröffentlichungen des HeartMath Institute (Kalifornien, USA) empfehlen, die ich für sehr interessant halte.

Das Herz gilt als Mittler zwischen Himmel und Erde, zwischen dem Dao und dem Irdischen. Es nimmt eine zentrale Stellung ein und ist für die viszeralen Bereiche des Körpers verantwortlich.

Im Herzen spiegelt sich ein höheres Bewusstsein, eine Wahrnehmung jenseits des Verstands. Das Herz »weiß« – man muss nur seiner Stimme lauschen. Und in der Qualität des Herzens drückt sich die Angemessenheit des eigenen Handelns aus.

Die Wörter (Nach-)Denken (Si思), Begehren und Vorstellen (Xiang 想), Bedeutung und Absicht (Yi 意), Begehren und Wollen (Yu 慾) sowie Planen (Lu 慮) beinhalten allesamt ein Herzradikal (心). Dies weist darauf hin, dass Denken, Reflektieren, Wünschen, Imaginieren und Planen Domänen des Herzens sind. Nicht umsonst gibt es den Ratschlag, man solle bei wichtigen Entscheidungen das Herz als Kompass nehmen.

Das Herz tendiert jedoch auch dazu, sich zu rächen und die Zunge zu kontrollieren. Die Zunge gilt als der Öffner des Herzens und so spiegelt die Redewendung, »sein Herz auf der Zunge zu tragen«, Qualitäten wider, die mit einem reinen Herzen assoziiert werden: Ehrlichkeit, Aufrichtigkeit und Spontaneität. Bei einer Schwäche des Herzens tendiert man zu Schreckhaftigkeit, weswegen traumatische Erlebnisse dann eine stärkere Auswirkung haben können. Wut wird bei einem geschwächten Herz-Qi in der Regel weniger offen ausgedrückt, was wiederum Spannungen in Leber und Gallenblase begünstigt. Ein Mangel an Herz-Qi begünstigt zudem Traurigkeit (ein Übermaß fördert unkontrollierbares Lachen), wie der Klassiker *»Lingshu«* ergänzt.

Der dem Herzen zugeordnete Dünndarm trennt förderliche von ungesunder Nahrung, unterstützende von unreinen Gedanken und gibt alles, was nicht benötigt wird, an den Dickdarm weiter. Dieser Prozess wird gestört, wenn Qi im Herz-Dünndarm-Kreislauf blockiert ist. Die Neigung, zu viel zu essen, kann ein Versuch sein, den Mangel an Herz-Qi über Milz und Magen aufzufüllen und so zu kompensieren.

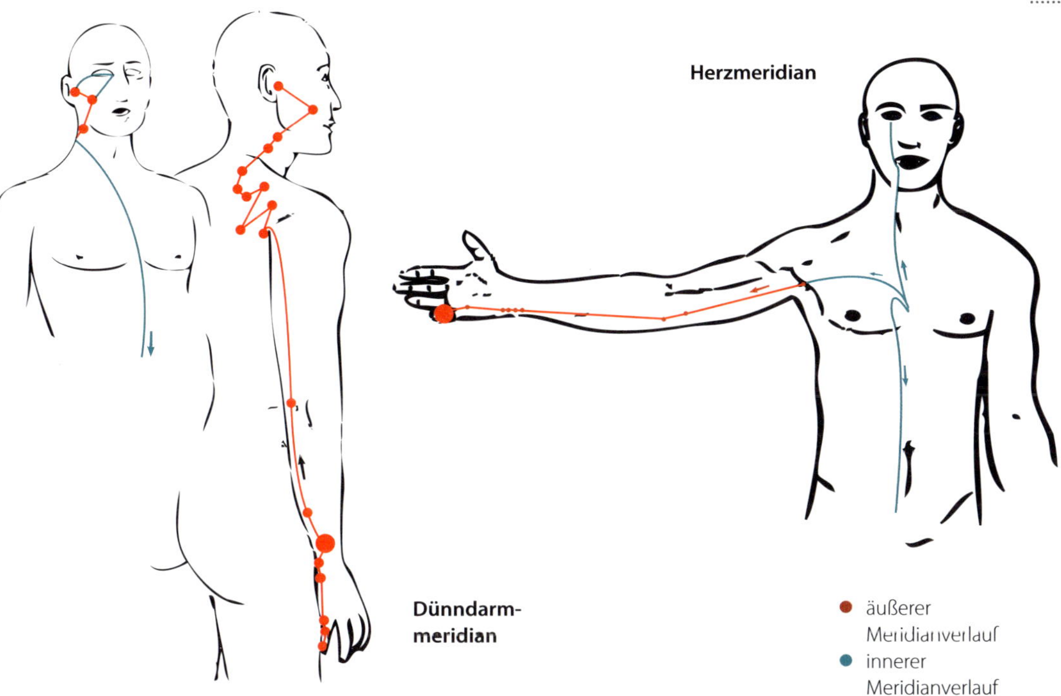

In Bezug auf das Herz ist insbesondere ein guter Schlaf wichtig, da das dem Herzen innewohnende Shen ansonsten nicht zur Ruhe kommen kann. Daraus kann sich ein Teufelskreis ergeben, weil eine Rastlosigkeit von Shen wiederum Einschlafstörungen fördert.

KLEINE ÜBUNG ZUR STÄRKUNG DES HERZ-QI

Setzen oder stellen Sie sich bequem hin und schließen Sie die Augen. Nehmen Sie einige tiefe und langsame Atemzüge und entspannen Sie sich so gut wie möglich.

Stellen Sie sich dann einen Ball oder eine Lotusblüte im Bauchbereich etwa auf der Höhe von zwei Zentimetern unter dem Bauchnabel und sechs Zentimetern im Körperinneren vor.

Lassen Sie den Ball (die Blüte) sich bei jeder Einatmung gleichmäßig in alle Richtungen ausdehnen. Halten Sie kurz inne und ziehen Sie den Ball (die Blüte) bei der Ausatmung wieder zusammen, während Sie den dabei vorhandenen imaginären Sog so deutlich wie möglich spüren. Wiederholen Sie dies mehrere Male. Schließen Sie die Übung ab, indem Sie sich während der letzten Atemzüge nur noch auf Ihre Atmung konzentrieren.

Wenn Sie bereits Erfahrung mit dieser Vorstellung gesammelt haben, verändern Sie die Atemweise: Sie ziehen den Ball (die Blüte) bei jeder Einatmung zusammen und lassen ihn (sie) sich bei jeder Ausatmung ausdehnen. Auch hier schließen Sie die Übung so ab, dass Sie sich während der letzten Atemzüge nur noch auf Ihre Atmung konzentrieren.

Abgesehen von dieser Übung sind alle Übungen, die zentrierend wirken, unterstützend.

DAS BEWUSSTSEIN SHEN ALS KRAFT UND VITALITÄT DER SEELE

»Das, was über Yin und Yang hinausgeht,
wird Shen genannt.«

(Aus »Buch der Wandlungen«)

Shen (神) spiegelt sich in der Präsenz des Menschen wider und umfasst dessen ganzes Bewusstsein – sowohl seine bewusste als auch seine unbewusste Wahrnehmung. Man zählt die intellektuellen und kognitiven Fähigkeiten ebenso dazu wie das innere Wissen, das am ehesten mit Intuition beschrieben werden kann und mit dem Verstand nicht greifbar ist. Dies ist ein Grund dafür, dass ein starkes Shen oftmals als höchste Tugend bezeichnet wird.

Im Wachbewusstsein zeigt sich Shen in der Klarheit von Verstand und Gedächtnis, in Konzentrationsfähigkeit, Sinneswahrnehmung, Aufmerksamkeit und Gegenwärtigkeit. Shen wird mit jenen Aspekten des Menschen assoziiert, die dem Transzendentalen am nächsten stehen. Man sagt, dass Shen sich zeigt, sobald das Herz ruhig ist. Wird das Herzsystem durch die fünf Emotionen verletzt, verliert es seine Ruhe, wodurch wiederum Shen unruhig wird. Auch der bereits mehrfach angesprochene Schlaf ist wichtig: Nachts stellt Shen die Aktivitäten in der Außenwelt ein und zieht sich ins Herz zurück. Auch wenn andere Organe wie beispielsweise die Leber genauso an Traumprozessen beteiligt sind, wird Shen als der Hüter der Träume bezeichnet. Ist der Schlaf sehr unruhig, ist oftmals die Energie des Herzens aus dem Gleichgewicht geraten.

Ein klarer Blick, eine kräftige Stimme, ein klarer Verstand, eine aufrechte Haltung sowie innere und äußere Präsenz – all dies sind Kennzeichen eines gesunden Shen. Da das Bewusstsein Qi beeinflusst und Leben hervorbringt und jedes Leben zugleich Bewusstsein ist, verwundert die Aussage im klassischen Werk »*Meister von Huainan*«, dass das Herz der oberste Herr der fünf Zang-Organe (Herz, Lunge, Leber, Milz, Nieren) sei, nicht. Das Herz gilt auch in der traditionellen chinesischen Medizin als der Kaiser der Organe. Es harmonisiert alle Emotionen.

Je präsenter jemand ist, desto stärker ist er sich der absoluten Gegenwärtigkeit bewusst – die Person ist präsent im Hier und Jetzt. Das zeigt sich beispielsweise darin, dass Gedanken nicht in die Vergangenheit oder die Zukunft abdriften und dass man Handlungen, die meist automatisch durchgeführt werden (beispielsweise Gehen oder Essen), ganz bewusst ausführt. Man spricht auch nicht rational mit dem denkenden und klügelnden Verstand, wenn man mit dem Herzen spricht. Vielmehr ist man inspiriert und fühlt den Kontakt mit einer zusätzlichen Energie, die einem zur Verfügung steht. Und dies spiegelt sich wiederum in der Art und Weise wider, in der man seine Inspiration über Worte ausdrückt und weitergibt – als Mittler zwischen Himmel und Erde. Diesen Aspekt greifen auch alte medizinische Texte auf, in denen darauf hingewiesen wird, dass es ohne die Anwesenheit von Shen nicht möglich sei, als Arzt oder Therapeut zu heilen.

Gemäß den klassischen chinesischen Werken ist es das Herz, das die Verantwortung für die zehntausend Dinge (alle Manifestationen dieser Welt) übernimmt, und diese Funktion des Herzens hängt von Shen ab. Alle Sinneswahrnehmungen sind eng verbunden mit der Qualität von Shen: Durch Shen entfalten unsere Sinne ihre Funktionen. Die Nase hängt beispielsweise von der Lunge ab, aber ihre Funktionen hängen vom Herzen ab, so steht es im chinesischen »*Klassiker des Gelben Kaisers*«.

Scham und Schuld – Energien der Disharmonie

Scham und Schuld möchte ich an dieser Stelle zusätzlich zu den fünf klassischen Emotionen aufgreifen, da sie meiner Meinung nach verbreitet sind und ebenso dazu führen können, dass der Qi-Fluss blockiert wird. Studien haben gezeigt, dass das Blut von Menschen, die sich Selbstvorwürfe (das Tor zur Schuld) machen, größere Mengen an Entzündungsmarkern (Zytokine) aufweist, die wiederum eine Vielzahl von chronischen Krankheitszuständen begünstigen. Der insbesondere durch seine fundierten Arbeiten zu Traumata bekannt gewordene Psychologe Peter A. Levine sagte in Bezug auf Depression und Traurigkeit, dass er zusammengesunkene Körperhaltungen, die Lethargie oder eine scheinbare Niederlage zum Ausdruck bringen, durchweg auch bei Scham beobachtet hatte.

Vor allem Perfektionisten finden sich oft in einer unheilvollen Schleife aus selbstgesteuerter Wut, Frustration, Schuldzuweisungen und Schuldgefühlen. Die Wut auf sich selbst, welche jedoch schnell unterdrückt und (vor sich selbst) versteckt wird, ist nicht ungewöhnlich. Leider begünstigt sie, dass man innerlich frustriert ist und schnell ein Urteil über sich selbst und andere fällt. Wird dieser Zustand sehr intensiv und bleibt ungelöst, führt das zu der Tendenz, anderen die Schuld zu geben oder aber die Schuld so sehr zu verinnerlichen, dass man sich vor anderen Menschen verschließt.

Unter Angst und Selbstzweifeln liegt oftmals die Emotion Wut versteckt. Oft ist es Wut auf sich selbst über die Fehler, die man gemacht hat, und über die Art und Weise, wie man den eigenen Erwartungen nicht gerecht wurde. Daraus entstehen Selbstvorwürfe, Selbstzweifel und Selbstverurteilungen. Sie bewirken, dass das Vertrauen in die eigenen Fähigkeiten und Möglichkeiten zur inneren Entwicklung schwindet und eine Gedankenschleife beginnt: »Warum habe ich das getan? Ich hätte das nicht tun sollen. Was ist falsch mit mir?« Als Folge kann man nicht zum nächsten Augenblick des Lebens weitergehen, sondern verwendet die vorhandenen Energien gegen sich selbst.

Vor allem, wenn man als Kind Erfahrungen der Zurückweisung und des Verlassen-Werdens gemacht hat, kann das in späteren Jahren dazu führen, dass man an dem Recht, hier zu sein, zweifelt und das stete Gefühl hat, unerwünscht zu sein. Es kann dazu führen, dass innerlich eine Angst entsteht (beispielsweise etwas anzusprechen, um nicht verlassen zu werden) oder dass die kleinste Kritik als Beleg aufgefasst wird, unerwünscht zu sein. Diese Gefühle können dann angemessene Reaktionen auf gewöhnliche Situationen verhindern. Waren die Eltern nicht in der Lage, die emotionalen Bedürfnisse des Kindes zu erfüllen, kann dies dessen Selbstwertgefühl sowie seine Selbstfürsorge beeinträchtigen. Es ist schwer, sich selbst gut zu behandeln, wenn man die meiste Zeit des Lebens nicht beachtet, übergangen oder schlecht behandelt wurde.

Der Versuch, jemand anderen zu lieben, wenn Sie sich selbst nicht lieben, ist zum Scheitern verurteilt. Das Erlebte kann dazu führen, dass Sie sich am Ende besitzergreifend, eifersüchtig oder abhängig fühlen. Ebenso werden Sie niemandem wirklich glauben, dass er Sie liebt, solange Sie sich nicht wahrhaftig auch selbst lieben.

KLEINE ÜBUNGEN BEI SCHAM- UND SCHULDGEFÜHLEN

Eine hilfreiche Übung kann es sein, auf einen Zettel zu schreiben, weswegen Sie wertvoll sind. Welche positiven Eigenschaften machen Sie aus? Schreiben Sie alles auf, was Ihnen einfällt. Wenn die Seite leer bleibt, versuchen Sie es einfach an einem anderen Tag noch einmal. Lesen Sie Ihre Notizen dann laut vor und versuchen Sie wahrzunehmen, wie Sie sich dabei fühlen. Wenn innerlicher Widerstand aufkommt, versuchen Sie, diesen so deutlich wie möglich wahrzunehmen. Halten Sie kurz inne und versuchen Sie zu registrieren, in welchen Körperbereichen Sie Spannungen spüren. Wo ist der innerliche Widerstand am meisten spürbar? Mit dieser Information müssen Sie gar nichts weiter machen. Versuchen Sie, keine Schlussfolgerungen zu ziehen. Bei der Übung geht es lediglich darum, sich einiger Aspekte gewahr zu werden und zu spüren, welcher Bereich Ihres Körpers am intensivsten auf diese Aspekte reagiert.

Eine weitere hilfreiche Übung ist das Folgende: Wenn die Möglichkeit vorhanden ist, ungestört in der Natur sein zu können, gebe ich meinen Schülern gern die Hausaufgabe, in einem nahegelegenen Wald ihren unterdrückten Emotionen Ausdruck zu verleihen.

Mal rate ich dazu, die Fäuste fest zu ballen und mit den Füßen aufzustampfen – beispielsweise bei unterdrückter Wut durch die Neigung, sich klein zu machen, sich nicht durchzusetzen und zu sehr nach anderen zu richten. Mal rate ich, aus tiefster Seele so laut zu schreien, als würde man versuchen, jeden einzelnen (!) Baum des Waldes zum Schwanken zu bringen.

Es ist unglaublich, wie befreiend es ist, eine solche Aufgabe auch nur ein einziges Mal durchzuführen. Je unsicherer man ist, desto wertvoller kann diese Übung sein. Die Abgeschiedenheit in der Natur gibt einem die Sicherheit, niemanden zu stören. Man kann den eigenen Emotionen genauso Ausdruck verleihen, wie sie sich in dem Moment zeigen – ganz ohne Wertung oder auch nur Beachtung durch jemand anderen. Die Natur urteilt nicht, sie lässt dich du selbst sein. Du kannst dich so zeigen, wie es der Moment mit sich bringt. (Natürlich ist dies keine Aufforderung, Vögel oder Tiere zu verschrecken oder direkt vor deren Nestern laut Emotionen auszuleben.)

Tatsächlich habe ich ausnahmslos nur positive Rückmeldungen zu dieser Übung erhalten und positive Veränderungen beobachten können: Bei einem Schüler, der zu cholerischen Ausbrüchen neigte und seine Wut stets unterdrückt hatte, schwächte sich diese ab. Einer Dame, welche sich ihr Leben lang stets selbst untergraben und sich nach den Wünschen und Erwartungen gerichtet hatte, verhalf die Übung zu mehr Selbstsicherheit und Selbstvertrauen.

感情

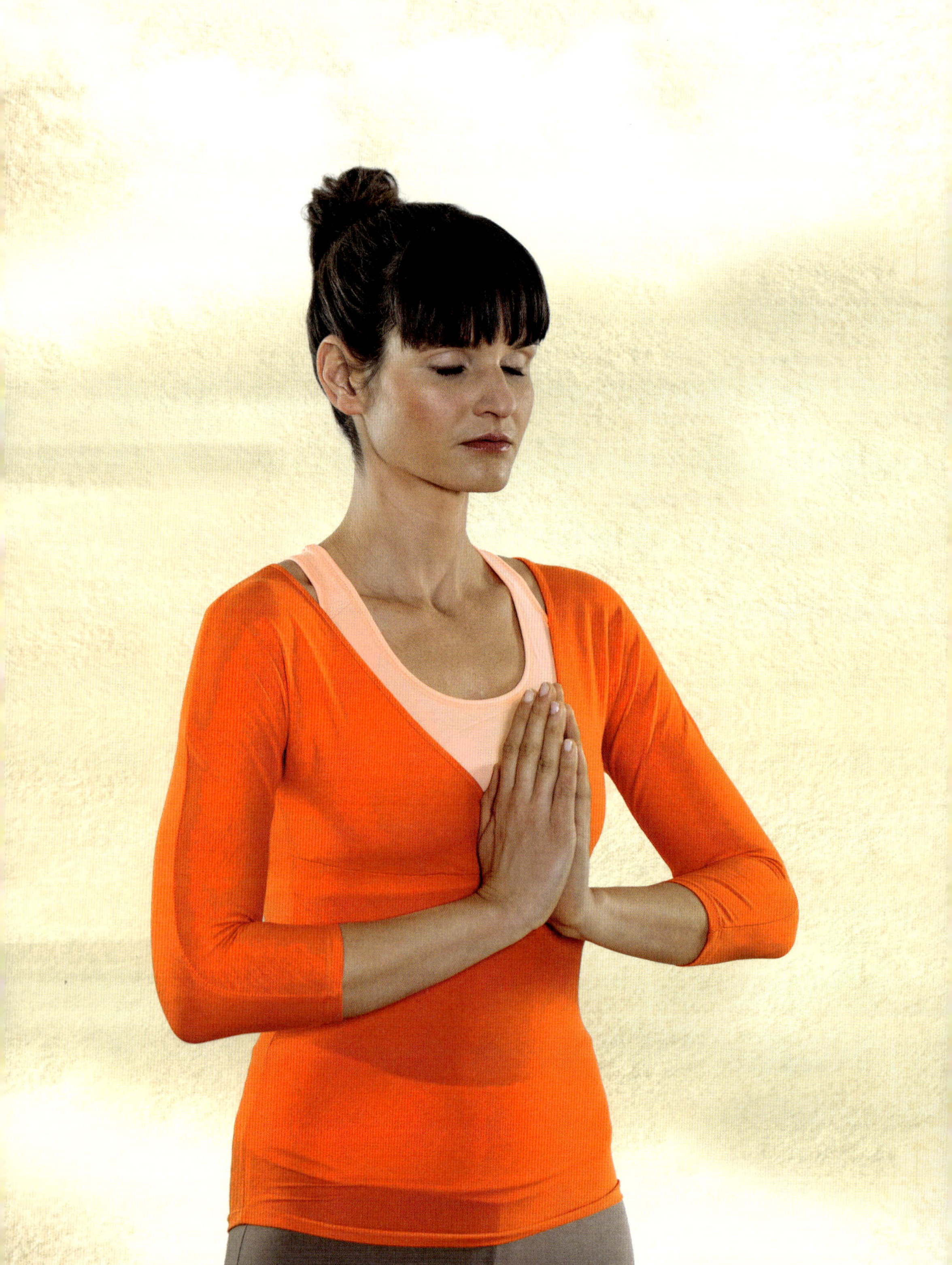

Die innere
Balance mit
chinesischer Heilkunst
wiederherstellen

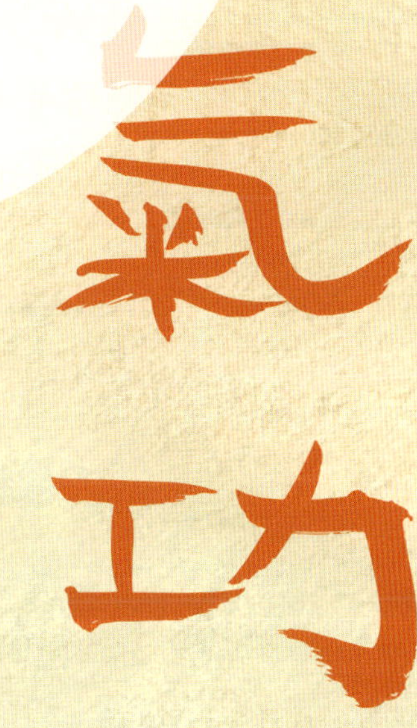

Qigong – die Heilkunst zum Nähren der Lebensenergie und zum Lösen innerer Blockaden

»Nimm dein Herz als Kompass und die Emotionen als Wegbegleiter und Botschafter.«

(Bernadett Gera)

Unterschiedliche Qigong-Arten haben unterschiedliche Schwerpunkte und Zielsetzungen. Allen gemeinsam ist, dass der Körper über Bewegungen, Atemtechniken und Visualisierungen reguliert und harmonisiert wird. Die Bewegungen können dabei sowohl still sein (also physisch unbewegt, mit dem Hauptschwerpunkt auf Visualisierungen) als bewegt sein – dann werden Muskeln, Gelenke und Bindegewebe aktiv in die Bewegungen eingebunden und in unterschiedlicher Gewichtung mit Atem- und Visualisierungstechniken ergänzt. Zudem werden in einigen Qigong-Arten Tonübungen und Massageübungen in die Übungen integriert. Im Zentrum steht die »Arbeit« mit der Lebenskraft und Lebensenergie Qi, deren freier Fluss innerhalb des Körpers gefördert werden soll. Qi muss frei fließen (können), damit das, was nicht nützlich ist, seinen Weg aus dem Körper finden kann. Je freier der Qi-Fluss, desto weniger können sich Emotionen festsetzen und innere Spannungen bewirken.

Die chinesische Heil- und Bewegungskunst Qigong basiert auf dem Gedanken, dass sich alles durchdringt und dass der Mensch – so wie alles andere in der Welt – zu einer dynamischen Harmonie tendiert. Auf dieser Grundlage bietet Qigong eine Vielzahl an unterschiedlichen Übungen, welche unterstützend eingesetzt werden können, um innere Harmonie herzustellen und die eigene Vitalität und Kraft zu stärken. Man erhält auf diese Weise unter anderem einen Einblick in die Natur der gewohnheitsmäßigen Emotionen und, durch eine gesteigerte Körperwahrnehmung, eine erstaunliche Kenntnis darüber, wie Veränderungen überhaupt geschehen und wie wir diese direkt beeinflussen können.

Den erwähnten Tonübungen liegt zugrunde, dass jedes Organ eine eigene Schwingung hat. Indem mit dem Körper als Resonanzkörper gearbeitet wird, können Organe oder Körperbereiche, die »aus dem Takt« geraten sind, wieder in einen harmonischen Zustand gebracht werden. Je nach Organ wird ein anderer Ton gesungen, wobei es auch in der Art des Tönens Unterschiede gibt. So heilsam Tonübungen auch sind: Sie können auch Ungleichgewichte hervorrufen, wenn sie nicht wie vorgesehen angewendet werden. Darum verzichte ich in diesem Buch darauf, Tonübungen zu beschreiben, Interessierte möchte ich gerne an geschulte Lehrer verweisen. Es ist empfehlenswert, Tonübungen erst nach einiger Übungspraxis einzubauen.

Traditionelle Schriften sagen, dass man den Geist erreichen könne, wenn das Herz leer ist. Und wenn das Herz leer ist, seien es nicht wir, die das Qigong praktizieren, sondern das Qigong, das uns praktiziert. So poetisch und märchenhaft das klingt, viele Praktizierende werden dieser Aussage zustimmen. Man kann ihre Richtigkeit erfahren. Aber wie die Schriften anmerken, kann von außen nur dann etwas ankommen, wenn wir im Inneren bereit sind – »gereinigt von den Giften, die den Buddha in uns vernebeln«. Hierbei unterstützen uns Qigong-Übungen. Sobald Qi stabil ist und nicht mehr zerstreut, verknotet oder erschöpft, stabilisiert sich auch der Zustand des Herzens.

Im vorliegenden Buch greife ich verschiedene Übungen auf. Probieren Sie gern verschiedene aus. Es kann sein, dass Ihnen eine Übung anfangs gar nicht gefällt, in einigen Monaten jedoch sehr guttut und plötzlich zu Ihrer Lieblingsübung wird. (Eine Kopiervorlage, um solche Veränderungen während der Übungspraxis zu dokumentieren und nachvollziehbar zu machen, finden Sie im Anhang auf Seite 166.)

Wie sollten Sie üben?

Besonders im Hinblick auf Emotionen sollte man besondere Vorsicht walten lassen. Es ist immer besser, sicherheitshalber mit jemandem zusammen zu üben oder jemanden in der Nähe zu haben, an den man sich im Fall der Fälle wenden kann. Bedenken Sie, dass selbst eine einfache und kurze Berührung eine Flut von Emotionen und Erinnerungen auslösen kann. Die Übungen in diesem Buch sind zwar so gewählt, dass dieser Effekt trotz ihrer großen Wirksamkeit unwahrscheinlich ist. Dennoch kann es sein, dass durch sie ein Gefühlsschub wie Freude, Angst, Lachen oder Tränen ausgelöst wird, wenn ein wunder Punkt des Körpers gehalten wird und Sie sich der einen oder anderen Spannung in Ihrem Körper bewusster werden.

Versuchen Sie nach Möglichkeit, einen sicheren Rahmen für die Übung zu schaffen, in dem Sie ungestört »ins Innere« gehen können. So ist es empfehlenswert, das Telefon auszuschalten und sich zurückzuziehen. Ablenkungen von der Übungspraxis kommen nicht nur von innen in Form von Gedanken. Sorgen Sie am besten dafür, ungestört zu sein. In der daoistischen Lehre findet man oft den Begriff der »fünf Diebe«. Gemeint sind hiermit Augen, Ohren, Nase, Zunge und Körper, durch die der Mensch Eindrücke wahrnimmt – diese können ihn so sehr in Bann ziehen, dass er seine Aufmerksamkeit nach außen richtet. Sobald dies geschieht, mindert sich die Verbindung mit dem Selbst, der Körper verliert Energie und wird geschwächt. Nehmen Sie daher Geräusche oder optische Eindrücke während der Übung lediglich wahr, aber konzentrieren Sie sich nicht auf sie. Bleiben Sie bei sich. Wenden Sie sich keinen Geräuschen zu und fixieren Sie nichts mit Ihrem Blick, wenn Sie die Übungen mit offenen Augen durchführen. Mit der Zeit wird es Ihnen gelingen, aufmerksam, wach und eins mit der Übung zu sein, sodass äußere Einflüsse Sie nicht mehr stören oder ablenken. Dies ist insbesondere bei den stillen Übungen wichtig.

Auch ist es gut, wenn man die Übung in Ruhe nachwirken lassen und registrieren kann, welche Gefühle oder Bilder dabei auftauchen. Wenn man ungestört ist, kann man meist auch Tränen leichter ihren Lauf lassen, laut lachen oder zappeln. Was immer aufkommt und in der Öffentlichkeit unterdrückt werden würde, ist im sicheren Rahmen möglich. Aber setzen Sie sich keinesfalls unter Druck, den perfekten Ort und Zeitpunkt zu finden – behalten Sie diese Tipps lediglich im Hinterkopf und lassen Sie alles andere sich ergeben.

Wenn Sie beim Üben allein sind, können Sie beim Berühren oder Massieren der Akupunkturpunkte die Augen schließen und so konzentriert in sich hineinfühlen, was aufkommt.

Wenn Sie den Wunsch verspüren, Ihre Gefühle im emotionalen Heilungsprozess zu unterstützen, verwenden Sie alle Ihre Fingerspitzen, um sanft (!) den Akupunkturpunkt Ren 17 in der Vertiefung in der Mitte Ihres Brustbeins zu berühren.

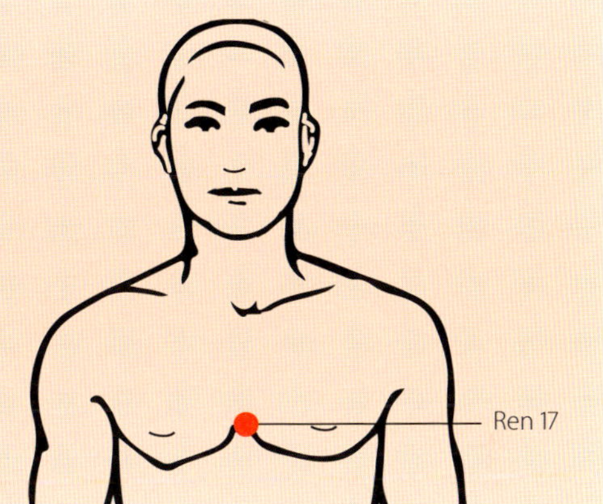

Weitere Hinweise zum Ausführen der Übungen finden Sie im jeweiligen Abschnitt.

Wann sollten Sie nicht üben?

Allgemein gesprochen, hängt das Verarbeiten eines Erlebnisses davon ab, zu welchem Zeitpunkt während der emotionalen Erfahrung die gefangene Emotion gebildet wurde. Wenn Sie die Emotion tief oder gründlich gespürt haben, bevor sie gefangen wurde, werden Sie sich wahrscheinlich leichter und freier fühlen und keine Verarbeitungssymptome erfahren, nachdem sie freigesetzt wurde. Wenn Sie die Emotion jedoch kurz nach ihrer Entstehung leugneten und sie entweder nur ein kleines bisschen oder gar nicht spürten, ist es wahrscheinlicher, dass Sie ihren Widerhall erleben, wenn Ihr Körper und Ihr Unterbewusstsein daran arbeiten, all diese unverarbeitete Energie zu lösen.

Der größte Teil dessen, was unsere sich immer wieder wiederholenden Kämpfe erzeugt, sind Erlebnisse in der Vergangenheit, die nicht verarbeitet wurden und deren energetische Struktur im Körper festhängt.

Bitte beachten Sie daher, dass sogenannte Heilungskrisen auftreten können. Damit sind kurzzeitige Verschlimmerungen der Symptome gemeint, die ein paar Stunden oder auch ein paar Tage andauern können. Sollten Sie dies bei sich feststellen, machen Sie bitte eine Übungspause, bis die Symptome wieder abklingen. Seien Sie behutsam und geduldig mit sich. Die Übungspausen sind keineswegs als Unterbrechung zu sehen, sondern wie eine Verschnaufpause auf einem langen Wanderweg. Sie sind manchmal nötig, um Kraft zu sammeln, welche dann unterstützend wirkt, sobald man weitergeht.

Was ist sonst noch wichtig?

Qigong-Übungen mindern die Wirkung all der »Maßnahmen«, die zur Unterdrückung von Emotionen verwendet wurden, sodass sie stärker an die Oberfläche kommen. Es ist nicht ungewöhnlich, dass dadurch Licht auf Ereignisse und Emotionen fällt, die aus Lebensphasen stammen, welche aus dem Bewusstsein verschwunden sind, weil sie zum damaligen Zeitpunkt zu schmerzhaft waren. Ebenso steigern Qigong-Übungen die Eigenwahrnehmung, sodass Sie Blockaden sensibler spüren und besser wahrnehmen können. Lassen Sie sich jedoch davon nicht verunsichern – diese Kenntnis und Wahrnehmung ist nötig, um Blockaden zu lösen und den freien Energiefluss in Ihrem Körper zu fördern.

Der Zweck der beschriebenen Übungen ist es, Ihre emotionalen Zustände zu regulieren. So kann es beispielsweise sein, dass bei einer regelmäßigen Übungspraxis depressive Zustände oder Ängste gemindert werden. Dies kann zur Folge haben, dass die Dosierung von Medikamenten angepasst werden sollte. Bitte nehmen Sie eine solche Anpassung jedoch keinesfalls eigenständig vor, sondern halten Sie enge Absprache mit Ihrem Arzt. Die chinesische Medizin sieht entsprechende Reaktionen als Teil des Heilungsprozesses.

Wenn ein emotionaler Schmerz gelöst wird, treten häufig euphorische Gefühle auf. Auch kann eine emotionale Aufladung wie Weinen eine enorme Wirkung auslösen. Diese Informationen sollen Sie keinesfalls verunsichern. Behalten Sie sie einfach im Hinterkopf, sodass Sie nicht beunruhigt sind, falls Sie kurzzeitig eine starke körperliche Reaktion überkommt.

Atmung und Achtsamkeit – wichtige Aspekte von Qigong

Durch Qigong-Übungen werden drei Bereiche reguliert, zu denen – neben Geist und Körper – die Atmung zählt. Empfehlenswert ist eine tiefe und gleichmäßige Bauchatmung, welche unter anderem durch die Zwerchfellbewegung Organe massiert, sodass diese besser mit Blut und Nährstoffen versorgt werden. Behalten Sie jedoch im Hinterkopf, dass sich eine solche Atmung beispielsweise durch Qigong mit der Zeit von selbst einstellt und nicht forciert werden sollte – nicht zuletzt, weil der Atem eng mit unseren Emotionen verflochten ist und »gewaltsame« Veränderungen der Atemweise hin zu einer vermeintlich gesünderen Atmung nicht zwangsläufig zu mehr Ausgeglichenheit führen werden. Die Brustatmung ist nicht per se schlecht – sie kann helfen, mentale, emotionale oder physische Giftstoffe schneller aus dem Körper auszuscheiden, wenn ihm das auf andere Weise nicht gelingt.

Vergessen Sie nicht die Vorteile einer Bauchatmung, werten Sie jedoch bitte nicht die eine Atemweise als gut und eine andere als schlecht. Die Zielsetzung bestimmt, welche Atmung in einem bestimmten Moment förderlicher ist.

Meridiane und Akupunkturpunkte – Energieleitbahnen und Tore des Körpers

Unter Meridianen versteht man Energiebahnen innerhalb des Körpers. Sie verbinden die Akupunkturpunkte miteinander sowie mit den inneren Organen. So wie Blutgefäße den Körper physisch ernähren, zirkuliert in den Meridianen heilende Energie zu allen Körpersystemen. Es gibt zwölf bilaterale Meridiane, die auf beiden Seiten des Körpers verlaufen und sich auf bestimmte Organe beziehen, sowie acht außergewöhnliche Gefäße. Diese Pfade bilden ein meisterhaftes Kommunikationssystem der universellen Lebensenergie, das die Organe mit allen Sinneserfahrungen verbindet. Akupunkturpunkte, sogenannte Tore des Körpers, befinden sich auf diesen Leitbahnen und ermöglichen einen zielgerichteten Einfluss auf den Körper.

Wird ein solcher Punkt gehalten, weicht die Muskelspannung dem Fingerdruck, wodurch sich die Muskelfasern dehnen und entspannen, das Blut frei fließt und Giftstoffe freigesetzt und eliminiert werden können. Akupunkturpunkte haben eine höhere elektrische Leitfähigkeit an der Hautoberfläche als Bereiche, die nicht auf dem Leitbahnsystem liegen. Sie haben einen direkten Einfluss auf den Fluss der Lebensenergie Qi. Auch fördern Akupunkturpunkte die Ausschüttung von Endorphinen (natürliche Botenstoffe des Körpers, die unter anderem Schmerzen lindern), was Punkte, die nicht auf den Leitbahnen liegen, nicht können.

Der ausgeübte Druck sollte individuell angepasst werden. Je stärker Ihre Muskeln entwickelt sind, desto mehr Druck sollten Sie ausüben. Jeder Körper und jede Körperregion benötigt einen unterschiedlichen Druck – so benötigt der Gesichts- oder Bauchbereich weniger Tiefe und Festigkeit als beispielsweise der Rücken oder die Schultern. Wenn Sie Schmerzen verspüren, verringern Sie den Druck allmählich, bis Sie ein Gleichgewicht zwischen Schmerz und spürbarem Druck finden. Es kann vorkommen, dass Sie Schmerzen in einem anderen Teil Ihres Körpers spüren, wenn Sie einen Punkt halten. Dies ist dann der Fall, wenn ein blockierter Bereich Symptome in einem anderen Körperteil verursacht. Schmerzen sind (sofern es sich nicht um eine verletzte Stelle handelt) ein gutes Zeichen – sie zeigen auf, dass Sie den Bereich, an dem Qi blockiert ist, gefunden haben.

KLEINE ÜBUNG FÜR EINEN BESSEREN QI-FLUSS

Eine sehr einfache und hilfreiche Übung, um den Qi-Fluss innerhalb Ihres Körpers zu stärken, ist eine Massage entlang der Leitbahnen. In jedem der Emotions-Kapitel (ab Seite 53) finden Sie Abbildungen zu den jeweiligen Leitbahnen, in welchen die jeweilige Fließrichtung des Qi eingezeichnet ist. Setzen oder stellen Sie sich bequem hin, ohne die Beine zu verschränken. Kneten, massieren oder klopfen Sie den jeweiligen Meridianverlauf entlang. Greifen Sie dazu mit der gesamten Handfläche um die jeweiligen Körperglieder und massieren Sie die Bereiche entlang der jeweiligen Fließrichtung. Achten Sie darauf, dass sich Ihre Hand dabei nie vollständig vom jeweiligen Bereich löst (also stets Körperkontakt beibehalten), und lassen Sie möglichst keinen Bereich aus. Gleiten Sie mit der Handfläche langsam eine durchgehende Linie entlang nach oben beziehungsweise nach unten, während Sie die Bereiche kräftig durchkneten. Wiederholen Sie dasselbe auf der anderen Körperseite, da die erwähnten Meridiane symmetrisch im Körper verlaufen. Mit welcher Körperseite Sie beginnen, bleibt Ihnen überlassen.

Liegen Thrombosen oder Metastasen im Körper vor, sollten Sie nur mit leichtem Druck kneten. Genauso sollten Sie während einer Schwangerschaft den Bereich zwischen Knöchel und Knie an den Beininnenseiten nur sanft stimulieren. In allen anderen Fällen kneten Sie bitte möglichst kräftig. Dies gilt auch dann, wenn Schmerzen auftreten. Schmerzen weisen – sofern keine Verletzung in dem Bereich vorliegt – in der Regel lediglich auf eine Qi-Blockade und einen Energiemangel hin. Die Schmerzen werden nachlassen, sobald der Qi-Fluss in dem Meridian wieder harmonisiert ist.

Diese Stimulation der Körperbereiche und Meridiane können Sie auch gerne tagsüber kurz einbauen, wenn Sie irgendwo warten müssen. Je durchlässiger der jeweilige Meridian, desto weniger wird sich die ihm zugeordnete Emotion in Ihrem Körper festsetzen können. Sorgen Sie sich nicht wegen der genauen Lage der Meridiane: Sie müssen nicht millimetergenau die »richtige Stelle« erwischen. Nehmen Sie die Abbildungen als Orientierung und massieren Sie mit der ganzen Handfläche. Achten Sie auf Ihren Körper und versuchen Sie wahrzunehmen, welche Stellen besonders empfindlich reagieren.

Übungsvariante. Gerne können Sie auch mehrere Meridiane in einen Übungsablauf einbinden. Setzen Sie sich hierzu bequem auf einen Stuhl (ohne die Beine zu verschränken) oder stellen Sie sich bequem hin. Massieren beziehungsweise kneten und/oder klopfen Sie …

- zuerst an den Innenseiten der Arme nach unten (dort befinden sich der Lungen-, der Herzbeutel- sowie der Herzmeridian),
- dann an den Außenseiten der Arme nach oben (dort befinden sich der Dünndarm-, der Dickdarm- sowie der Dreifach-Erwärmer-Meridian),
- dann an den Außenseiten der Beine nach unten (dort befinden sich der Magen-, der Blasen- sowie der Gallenblasenmeridian) und
- zuletzt an den Innenseiten der Beine nach oben (dort befinden sich der Nieren-, der Leber- sowie der Milzmeridian).

Kneten und klopfen Sie bei den Durchgängen immer auch Ihre Finger und Zehen mit. An ihnen enden und beginnen verschiedene Leitbahnen. Bleiben Sie am Ende der Übung noch einige Atemzüge lang ruhig sitzen oder stehen und lassen Sie sie nachwirken.

Tipp: Diese Übungsvariante eignet sich sehr gut für einen guten und frischen Start in den Tag oder auch bei einem Mittagstief. Gerne können Sie sie daher als kurze Übung am Morgen durchführen. Tagsüber kneten Sie in kurzen Pausen dann die Bereiche erneut, welche besonders empfindlich reagierten (beispielsweise nur die Außenseite der Oberarme).

Vorübung und Nachübung

Die Vorübung dient dazu, Geist und Körper in einen ruhigen und entspannten Zustand zu bringen, damit das später in der Hauptübung aktivierte Qi besser fließen kann. So entfaltet sich die beabsichtigte Wirkung optimal. Auch kann man mit ruhigem Geisteszustand besser eventuelle Energieungleichgewichte wahrnehmen, um diese anschließend möglichst effektiv aufzulösen.

Bedenken Sie, dass sich Geist und Körper stets gegenseitig beeinflussen. Sobald Ihr Körper entspannt ist, wird auch Ihr Geist immer ruhiger. Ein ruhiger Geist fördert wiederum die Entspannung von Muskeln und Sehnen und bewirkt ruhigere und tiefere Atemzüge.

Als Vorübung können Sie im Grunde auf alle Ihnen bekannten Entspannungsmöglichkeiten zurückgreifen. Eine Möglichkeit ist es, sich vorzustellen, man säße unter einem warmen Wasserfall oder einer warmen Dusche. Versuchen Sie zu spüren, wie das Wasser sanft vom obersten Punkt Ihres Kopfes den Körper entlang nach unten gleitet. Spüren Sie dabei das Wasser auf dem Gesicht, zwischen den Fingern bis hinunter zu den Zehen. Lassen Sie es an allen vier Körperseiten sanft hinunterfließen und spüren Sie, wie sich Verspannungen lösen – wie sie von dem Wasser mitgenommen und sanft durch die Fußsohlen aus dem Körper geschwemmt werden.

Diese Visualisierungsübung können Sie gut auch separat tagsüber praktizieren, um sich beispielsweise zwischen Terminen zu entspannen oder innere Ruhe zu fördern. Alternativ können Sie auch einfach die Augen schließen und bewusst mehrere langsame und tiefe Atemzüge durchführen. Legen Sie dabei vielleicht eine Hand auf Ihren Bauch auf und versuchen Sie darauf zu achten, wie sich die Hand bei Ihren Atemzügen bewegt.

Die Nachübung bildet den Abschluss jeder Übungsfolge. Sie ist wichtig, damit sich durch sie das während der Übung aktivierte Qi im Körper »setzen« und seine Wirkung entfalten kann. Letztere ist weniger intensiv, wenn die Nachübung ausgelassen wird. Die Nachübung beginnt mit dem inneren Vorsatz, das Üben abzuschließen. Dies ist vom energetischen Standpunkt aus wichtig, weil hiermit die Vorstellung gezielt von der

Übung und ihren Wirkungen abgezogen und auf den Abschluss und das Sammeln des Qi gerichtet wird.

Atmen Sie anschließend sanft ein und aus, während Sie sich einen Ball oder eine Lotusblüte vorstellen, die etwa zwei Daumenbreit unter dem Bauchnabel und etwa sechs Zentimeter im Körperinneren liegt: Der Ball oder die Blüte dehnt sich in Ihrer Vorstellung mit den Atemzügen sanft in alle Richtungen aus und zieht sich dann wieder in sich zusammen. Während der Monatsblutung und Schwangerschaft konzentrieren Sie sich stattdessen auf die Mitte des Brustkorbs. Selbst wenn die Nachübung nur ganz kurz gehalten wird, sollte sie nie ganz vernachlässigt werden.

Zur Auswahl der Hauptübungen

Die Hauptübungen können Sie in beliebiger Reihenfolge und Anzahl anwenden. Sie finden in diesem Buch eine Auswahl an Übungen, die hauptsächlich mental, sowie weitere Übungen, die hauptsächlich in Bewegung durchgeführt werden. Zudem beschreibe ich Übungen, die Akupunkturpunkte einbeziehen. Bei diesen Massageübungen sollte der Kopf stets aufrecht gehalten werden und gedanklich an seinem obersten Punkt »am Himmel aufgehängt« sein. Dies sorgt für eine Haltung der Wirbelsäule, die ein Aufsteigen des Qi im Körper ermöglicht. Bedenken Sie, dass der Mensch ein Energiekörper ist und daher wie eine Batterie zwei Pole benötigt, damit Energie in ihm fließt. Diese zwei Pole sind in unserem Fall die Himmelsenergie (Yang), die über den obersten Punkt des Kopfes, und die Erdenergie (Yin), die über zwei Punkte auf der Fußsohle, die sogenannte »sprudelnde Quelle«, aufgenommen wird.

Empfehlenswert ist es, verstärkt diejenigen Hauptübungen auszuführen, mit deren korrekter Ausführung Sie anfangs Schwierigkeiten haben. Denn Schwierigkeiten oder ein unangenehmes Gefühl treten oftmals dann auf, wenn in dem entsprechenden oder dazugehörigen Körperbereich ein Energieungleichgewicht herrscht. Manchmal ist es daher sinnvoll, sich besonders den Übungen zu widmen, die einem nicht so viel Spaß bereiten – meistens sind sie es, die Blockaden lösen können.

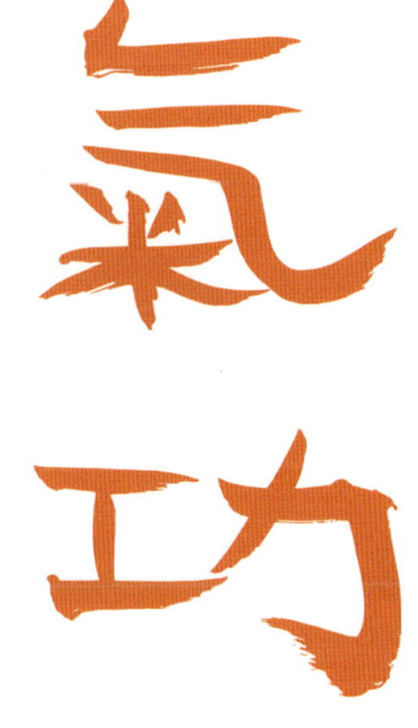
氣功

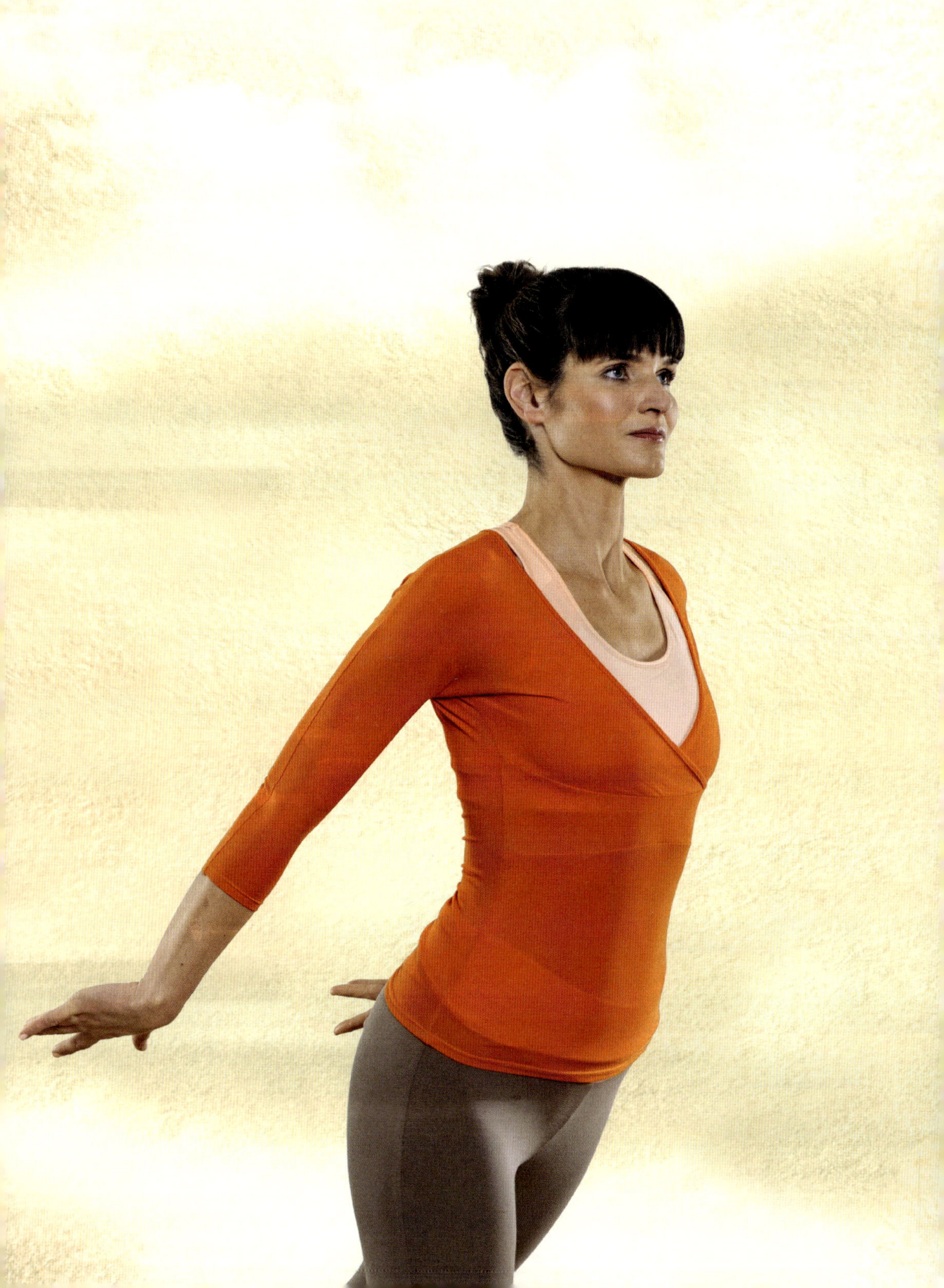

Die Hauptübungen im Einzelnen

怒喜思悲恐

In diesem Kapitel finden Sie mehrere Übungen, welche Sie sich selbst aussuchen und zusammenstellen können. Sie sind bei der Auswahl und deren Reihenfolge ganz frei. Damit Sie schneller genau die Übungen finden, die Sie individuell am besten unterstützen, habe ich die Übungen nach Themen zusammengefasst. So finden Sie am Anfang Übungen, die bei allen angesprochenen emotionalen Zuständen sehr gut einsetzbar sind. Im Anschluss beschreibe ich Übungen, welche einzelnen Emotionen (Angst, Wut, Traurigkeit, ...) zugeordnet sind.

Alle Übungen sind so gewählt, dass Sie sie problemlos miteinander kombinieren können. Sie müssen sich bei der Auswahl Ihrer Übungen also nicht auf ein Kapitel beschränken. Im Gegenteil – gerne möchte ich Sie dazu ermutigen, auch die anderen Übungen auszuprobieren und sich auch die Kapitel anzusehen, mit denen Sie sich anfangs nicht identifizieren können. Bedenken Sie, dass alles miteinander in Zusammenhang steht und sich gegenseitig beeinflusst, alle Bereiche und auch Meridiane und Emotionen sind eng miteinander verknüpft. Eine Übung, die Sie beispielsweise im Kapitel zur Emotion Angst finden, wird gezielt bei dieser unterstützen und auch hauptsächlich auf den Nierenmeridian einwirken. Es ist jedoch unmöglich, nur auf einen einzigen Meridian einzuwirken. Dies gilt für jede Übung, der Sie jemals, in welchem Übungssystem auch immer, begegnen werden. Bei jeder noch so kleinen Bewegung mag zwar ein Bereich stärker stimuliert werden, wirken wird sie jedoch stets auch auf andere Bereiche (wenn auch schwächer). Dies bedeutet, dass sich auch Übungen aus anderen Kapiteln als hilfreich erweisen können. Nehmen Sie daher die Unterteilung in die einzelnen Kapitel als ersten Wegweiser, beschränken Sie sich jedoch bitte nicht nur ausschließlich auf sie. Lernen Sie mit der Zeit auch andere Übungen kennen und stellen Sie sich auf Basis Ihres eigenen Empfindens, welche Übung Ihnen guttut, Ihr eigenes Übungsprogramm zusammen.

Übungen für alle Emotionen

GEWAHRSEIN

Diese Übung, die der eine oder andere Leser vielleicht nicht im Übungskapitel erwartet hätte, halte ich für sehr wichtig. Der Prozess des Gewahrseins geschieht nicht von selbst und benötigt Energie. Dies ist aus meiner Sicht ein wichtiger Punkt. Viktor Frankl, dem Begründer der Logotherapie, wird das Zitat zugesprochen, dass es einen Raum zwischen Reiz und Reaktion gebe – genau in diesem Raum hätten wir die Freiheit und die Macht, unsere Antwort zu wählen. Bitte lesen Sie sich den letzten Satz noch einmal langsam durch und lassen ihn auf sich wirken, bevor Sie weiterlesen. Je achtsamer wir werden und je mehr es uns gelingt, in diesem Zwischenraum gewahr und präsent zu sein, desto weniger steuern uns emotionale Zustände im Autopilot-Modus. Ich halte das Gewahr-Sein und das Bewusst-Sein in diesem Zwischenraum für unglaublich wichtig. Wenn es Ihnen wahrhaftig gelingt, brauchen Sie nicht mehr weiterzulesen und können das Buch gleich zur Seite legen – ebenso wie alle anderen Bücher, Übungen und Ratschläge dieser Welt.

Sobald dieses Konzept tief in uns verankert ist, besteht der nächste Schritt darin, den Prozess, wie sich ein Zustand in den anderen wandelt, bewusst wahrzunehmen. Das Potenzial, innerlich freier von den emotionalen Zuständen zu werden, um die es in diesem Buch geht, liegt in uns. Je bewusster und achtsamer Sie werden, desto leichter und natürlicher wird Ihnen das gelingen.

Wir Menschen können wählen, wohin wir unsere Aufmerksamkeit richten. Dies bietet weitere unglaubliche Möglichkeiten. Energie folgt immer der Aufmerksamkeit. Worauf auch immer Sie also Ihre Aufmerksamkeit richten, das wird verstärkt und gestärkt.

Nehmen Sie sich einen kurzen Moment Zeit und schreiben Sie die letzten Gedanken des heutigen Tages auf, an die Sie sich erinnern. Es sollte mindestens einer und nicht mehr als zehn sein.

Atmen Sie dann einige Atemzüge langsam ein und aus, bis Sie das Gefühl haben, innerlich so ruhig wie möglich zu sein. Lesen Sie sich den ersten Gedanken, den Sie notiert haben, durch. Fühlen Sie in sich hinein, welche spezifischen positiven oder negativen Emotionen dieser Gedanke in Ihnen hervorruft. Nicht nachdenken oder logisch begründen! Versuchen Sie zu spüren, wie sich Ihr Körper anfühlt, wenn Sie sich mit diesem Gedanken verbinden. Fühlen Sie sich geborgen? Erfreut? Kraftvoll? Verspannt? Müde? Traurig? Unsicher?

Machen Sie diese Übung bitte mehrere Wochen lang regelmäßig (wenn Sie die Zeit haben, gerne täglich). Versuchen Sie, sie wie ein neutraler Beobachter durchzuführen, der als externe Person Ihre Reaktion wahrnimmt und notiert. Es gibt kein Richtig und kein Falsch – Sie müssen daher nicht werten. Versuchen Sie auch einer eventuellen Neigung zu widerstehen, Schlussfolgerungen anzustellen oder Zusammenhänge zu erkennen. Beobachten Sie und nehmen Sie wahr, als wollten Sie lediglich Informationen in einem Experiment sammeln.

Nach einiger Übungspraxis können Sie im nächsten Schritt die notierten Gedanken analytischer betrachten. Wählen Sie sich zwei Symbole – dies kann ein Plus- und Minuszeichen, jedoch ebenso ein lachendes Gesicht und ein Ausrufezeichen sein. Jeden notierten Gedanken, welcher eine positive Grundstimmung, Leichtigkeit und Vitalität bei Ihnen auslöst, versehen Sie mit dem einen Zeichen. Jeden notierten Gedanken, der in irgendeiner Weise hemmend wirkt, mit dem anderen.

Nehmen Sie sich nicht zu viel Zeit hierfür und verlieren Sie sich nicht im Werten. Es ist nicht wichtig, welches Zeichen wie oft oder welcher Gedanke aus welchem Grund in Ihren Notizen auftaucht. Versuchen Sie, so neutral wie möglich eine grobe Einteilung vorzunehmen und dann gleich zum nächsten Schritt der Übung weiterzugehen:

Neigen Sie dazu, in Wut, Schuldgefühlen oder Reue über vergangene Erlebnisse zu verharren? Oder sind Gedanken der Angst oder Sorge über mögliche zukünftige Geschehnisse auf Ihrem Zettel? Schreiben Sie hinter jeden notierten Gedanken einen Buchstaben: V für Vergangenheit, Z für Zukunft und G für alle Gedanken, die sich auf die Gegenwart beziehen – unabhängig davon, ob der notierte Gedanke für ein gutes oder ungutes Körperempfinden sorgt. Versehen Sie ihn lediglich mit einem der drei Buchstaben V, Z oder G.

Welcher der Buchstaben überwiegt bei Ihnen?

Nehmen Sie sich einen kurzen Moment Zeit, bevor Sie weiterlesen, und reflektieren Sie Ihre Notizen. Wie viele V's finden sich unter den notierten Gedankengängen? Wie viele Z's? Und wie viele G's?

Die folgende Information ist Ihnen sicherlich nicht unbekannt. Dennoch ist es mir wichtig, sie hervorzuheben: Gedanken über die Vergangenheit und Zukunft sind Projektionen und haben nichts (wortwörtlich: nichts) mit dem gegenwärtigen Moment zu tun. Mit Gedanken über vergangene Erlebnisse halten Sie das Vergangene im gegenwärtigen Moment am Leben, bei Gedanken an die Zukunft projizieren Sie Ihre Wahrnehmung vergangener Erlebnisse als eventuelle und potenziell mögliche Ereignisse in die Zukunft – sprich: eine erwartete Vergangenheit. Jeder Gedanke hat seine Wurzel in der Vergangenheit (und löst eine Reaktion im Körper aus, welche wiederum einen emotionalen Zustand begünstigt) und in beiden Fällen verpassen Sie die »Realität« des gegenwärtigen Moments. Wir denken gerne, dass wir auf das Leben im Moment reagieren, aber alle Erlebnisse (sowohl die eigenen als auch die der Ahnenlinie) sind in unseren Körperzellen gespeichert und beeinflussen uns.

Wie viele Zeilen mit dem Buchstaben G haben Sie unter Ihren Notizen?

Diese Übung soll Ihnen vor allem eines verdeutlichen: Das Gehirn mag die Vergangenheit. Sie ist vertraut und sicher. Allerdings zahlen Sie einen hohen Preis für diese (vermeintliche) Sicherheit: Sie bleiben in der Vergangenheit stecken. Je bewusster Ihnen dieser Wirkmechanismus ist, desto weniger fallen Sie mechanisch in gewohnte Gedankenmuster. Und behalten Sie stets im Hinterkopf, dass man die Aufmerksamkeit jederzeit auf die Gegenwart richten kann. Je öfter Sie dies praktizieren, desto leichter wird es Ihnen fallen – und dies wiederum wird Sie im Umgang mit Emotionen unterstützen.

ATEMZÜGE

Unser Atem ist in Bezug auf unsere Emotionen von unschätzbarem Wert. Er spiegelt sehr direkt und unmittelbar emotionale Zustände wider. Andersherum wirkt sich die Art und Weise, wie wir atmen, direkt auf unseren mentalen und emotionalen Zustand aus, weswegen verschiedene Therapieformen und Meditationstechniken Atemübungen beinhalten. Auch wenn die Heilkraft des Atems immer bekannter wird, achten viele im Alltag selten auf ihn oder wissen ihn nicht zu nutzen. Dabei ist der Atem das einfachste und effektivste Werkzeug, das wir haben, um mit unserem Körper die Reise zu innerer Freiheit und damit Harmonie und Ausgeglichenheit zu beschreiten. Es ist auch der schnellste und einfachste Weg, um Stress abzubauen und das Denken, Fühlen und Handeln auf natürliche Weise zu verändern.

Die Betonung liegt bei dieser Übung auf der mentalen Ebene anstatt auf einer physischen Bewegung. Sie klingt sehr einfach – im Grunde müssen Sie Ihren Atem »nur« den Tag über so lange wie möglich beobachten. Und dies am besten, ohne ihn zu verändern oder zu werten. Das ist in Wirklichkeit schwierig. Allein das Richten der Aufmerksamkeit bedingt die Veränderung. Versuchen Sie, so wenig wie möglich auf den Atem einzuwirken. Es ist ganz normal, wenn Sie die Übung tagsüber mehrfach vergessen. Machen Sie sich Erinnerungen (wie beispielsweise Post-its) und erneuern Sie jeden Tag die Entscheidung, Ihren Atem so lange und so oft wie möglich zu beobachten. Wie ist Ihr Atemrhythmus? Atmen Sie schnell oder langsam? Atmen Sie tendenziell tief oder flach? Schnaufen Sie öfters oder halten Sie hier und da den Atem an?

Versuchen Sie, nichts bezwecken zu wollen und Ihren Atem auch nicht zu verändern. Das ist sehr wichtig! Beobachten Sie Ihren Atem so neutral wie möglich. Bitte lesen Sie hier erst weiter, wenn Sie Ihren Atem einige Tage lang beobachtet haben.

Nun beobachten Sie Ihren Atem weiter wie zuvor, achten jedoch darauf, in welchen Situationen sich ein bestimmtes Muster wiederholt. So schwierig das ist: Versuchen Sie lediglich, alles zu registrieren, jedoch ohne Schlussfolgerungen zu ziehen oder Verknüpfungen vorzunehmen. Sie könnten beispielsweise feststellen, dass Sie immer schnell und flach atmen, sobald Sie einen bestimmten Nachbarn sehen und merken, dass Sie auf dieselbe Weise atmen, wenn Sie nach der Arbeit noch schnell etwas im Supermarkt einkaufen. Stellen Sie die Parallele nur fest und stoppen Sie Ihre Gedankengänge, wenn Sie feststellen, dass Sie Vergleiche herstellen oder Erklärungen suchen.

Bisher ging es bei dieser Übung darum, Informationen über sich selbst zu sammeln. Wenn Ihr Verstand zu diesem Zeitpunkt noch in Unkenntnis über den Sinn der Übung gelassen wird, werden Sie einen größeren Nutzen von ihr haben. Bitte lesen Sie darum auch hier erst wieder weiter, wenn Sie die Übung einige Tage lang gemacht haben. Lesen Sie dann, weswegen ich sie Ihnen ans Herz lege.

Hier die angekündigte Begründung: Ihre Atemweise wird Ihnen, wie anfangs bereits erwähnt, viele Informationen darüber liefern, in welchen Situationen welche Emotionen aufkommen – möglicherweise werden dabei auch Aspekte deutlich, die Ihnen bislang nicht so bewusst waren. Wenn Sie merken, dass Sie in unterschiedlichen Situationen auf dieselbe Weise atmen, können Sie ein anderes Gespür für sich und Ihre Mechanismen entwickeln – dies gelingt viel tiefgehender, wenn Sie zuerst nur neutral beobachten, ohne bereits auf ein bestimmtes Resultat zu schielen. Gleichzeitig wird das Beobachten des Atems dazu führen, dass Sie viel präsenter im Hier und Jetzt verankert sind. Sie werden sich Ihrer selbst und Ihrer Umgebung intensiver gewahr werden.

Wenn Sie die Übung gewissenhaft Schritt für Schritt ausgeführt haben, ohne neugierig bis zu dieser Stelle vorauszulesen, werden Sie festgestellt haben, dass sie Ihnen anfangs sehr leichtgefallen ist, dass Sie aber das Beobachten des Atems immer häufiger vergessen haben, je länger Sie die Übung ausführten. Klingt komisch? Ist es nicht. Denn das physikalische Prinzip, dass Materie zur Trägheit tendiert und dass darum jede Veränderung Energie benötigt, gilt auch für das menschliche »System«. Sie wissen sicher aus eigener Erfahrung, dass Veränderungen nicht immer leicht sind. Wir neigen zur Gewohnheit und alles, was bereits gewohnt ist, nimmt am wenigsten Energie in Anspruch. Das Beobachten des Atems erfordert einen gewissen Energieeinsatz. Sie werden merken, dass Ihnen die Beobachtung an Tagen, an denen Sie viel zu erledigen haben oder schlecht geschlafen haben, tendenziell weniger gut gelingt. Hier sind wir wieder beim Thema Trägheit, denn es erfordert weniger Energie, mechanisch gewohnte Zustände zu erleben, als diese (beispielsweise über den Atem) bewusst und achtsam zu beobachten.

Zugleich bedeutet jede Veränderung auch eine Gefahr für das bisherige »System«. Das Beobachten des Atems birgt unzählige Informationen über das eigene Selbst, welche alle zu einer Veränderung beitragen – und dies allein dadurch, dass einzelne Aspekte in den Fokus der Aufmerksamkeit gerückt werden. Im Laufe Ihres Lebens haben Sie sich bestimmte Vorstellungen angeeignet und eine Art und Weise der Persönlichkeit (welche sich in Ihren Emotionen widerspiegeln) anerzogen – jede Veränderung dessen ist anfangs vermeintlich »lebensbedrohlich«. Es gibt in traditionellen Schulen den Satz, dass man während eines Lebens viele Tode stirbt. Damit sind diese kleinen Tode gemeint, die Abschiede von bestimmten Körper-Geist-Systemen, die bis zu dem jeweiligen Zeitpunkt geholfen haben, durch das Leben zu navigieren. Aber nur durch solche »kleinen Tode« kann Entwicklung stattfinden. Das Alte weicht, damit etwas Neues entstehen kann. Die Übergangsphase ist wie bei allem schwierig.

Hier sind Ihre Absicht und Ihre Entscheidung gefragt – erneuern Sie beides Tag für Tag. Wenn Sie die Übung vergessen, denken Sie sich Methoden aus, an sie erinnert zu werden. Behalten Sie im Hinterkopf, dass es »nur« Ihr gewohntes »System« ist, welches in den gewohnten, sicheren Hafen zurück möchte, da es anderes noch nicht kennengelernt und erfahren hat.

Die stärkere Achtsamkeit, welche durch diese Übung entsteht, kann begünstigen, dass es Ihnen gelingt, den Zwischenraum zwischen zwei Zuständen zu erwischen. Wenn dies geschieht, werden Sie es sofort bemerken. Nicht zuletzt, da Sie von einem Moment zum nächsten viel wacher, vitaler und präsenter werden. In diesem Zwischenraum kann die

Veränderung geschehen, nicht mehr wie gewohnt zu reagieren, sondern mehr ins Agieren zu kommen.

MASSIEREN DES TIGERMAULS

Der Akupunkturpunkt Di 4 in der Handvertiefung, wo sich Daumen- und Zeigefingerknochen treffen, gilt als der große »Ausscheidepunkt«. Dies gilt sowohl für Mentales als auch für Emotionales und Körperliches. Alles, was gefühlt oder tatsächlich im Körper »festhängt«, wird durch diesen Punkt dabei unterstützt, den Körper zu verlassen. So kann er sowohl bei Verstopfung eingesetzt werden als auch zur Unterstützung bei emotionalen Zuständen. Geben Sie jedoch acht auf sich und seien Sie behutsam. Vor allem, wenn Sie sich labil und überfordert fühlen, sollte der Punkt keinesfalls lange massiert werden (im Zweifelsfall gar nicht). Ebenso sollte er nicht massiert werden, wenn man etwas im Körper »festhalten« möchte. So ist er kontraindiziert bei starkem Schwitzen, Durchfall oder während der Schwangerschaft.

Kombiniert werden kann er mit allen Übungen. Sie können ihn je nach eigenem Befinden auch mehrmals am Tag stimulieren, wenn Sie sich gerade in einer akuten Situation

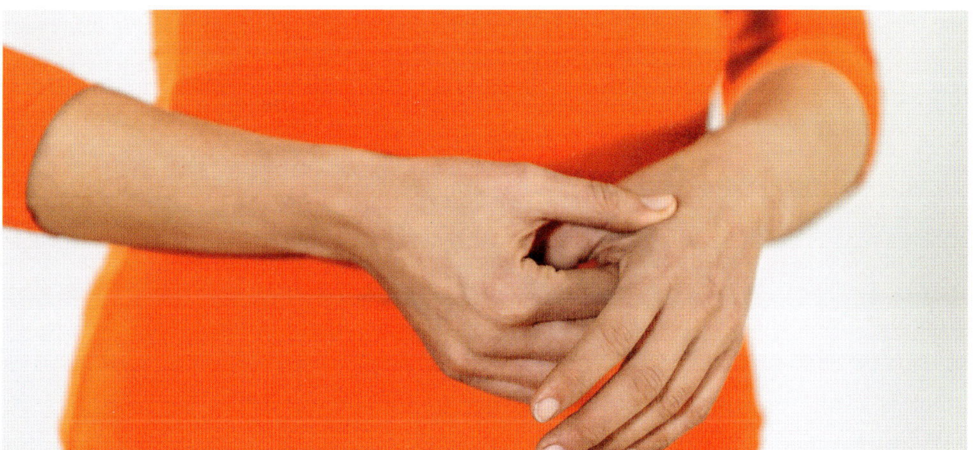

befinden, in der er Sie unterstützen kann. Massieren Sie ihn jedoch nicht über eine ganze Woche oder länger mehrfach täglich – er ist, wie gesagt, ein starker »Ausscheidepunkt« und ein Zuviel des Guten kann den Körper auch schwächen.

AUSGLEICHSATMUNG

Diese Atemtechnik ist vielen Menschen bereits bekannt, die Yoga betreiben. Sie gehört ebenso zur Qigong-Tradition und dient auf eine sehr einfache Art und Weise dazu, die gesamte Bandbreite an Emotionen zu beruhigen.

Setzen oder stellen Sie sich bequem hin. Legen Sie dann den rechten Daumen auf den rechten Nasenflügel (sodass Sie ihn praktisch verschließen) und atmen Sie möglichst langsam und tief durch das linke Nasenloch ein. Halten Sie den Atem kurz, während Sie den Daumen lösen und das linke Nasenloch mit dem rechten Zeigefinger verschließen. Atmen Sie durch das rechte Nasenloch aus und halten dann erneut inne. Atmen Sie wieder durch das rechte Nasenloch ein, und halten Sie den Atem kurz, während Sie den Daumen lösen und das linke Nasenloch mit dem rechten Zeigefinger verschließen. Wiederholen Sie diese Atemabfolge (links ein, rechts aus, rechts ein, links aus, links ein usw.) so lange, bis Sie spüren, dass sich Ihre Emotionen beruhigen. Um die Übung abzuschließen, atmen Sie im letzten Atemzug durch beide Nasenlöcher ein und anschließend aus. Achten Sie bei allen Atemzügen darauf, sie möglichst langsam und tief auszuführen. Es ist eine wunderbare Übung, die überall problemlos durchgeführt werden kann.

DAS ENTFALTEN DER STILLE

Suchen Sie sich einen Platz, an dem Sie für mindestens eine Viertelstunde ungestört sein können. Sie können die Übung im Sitzen oder Stehen durchführen. Wechseln Sie jedoch während einer Übungsdurchführung nicht zwischen den beiden Varianten. Stellen Sie einen (nicht zu schrillen oder lauten) Wecker auf 5 Minuten und nehmen Sie eine bequeme Position ein, entweder im Sitzen oder im Stehen. Versuchen Sie, die eingenommene Position so lange unbewegt zu halten, bis der Wecker klingelt. Wenn eine Haarsträhne im Gesicht stört, lassen Sie sie bis zum Ertönen des Weckers stören. Wenn es irgendwo juckt oder zieht, lassen Sie es jucken und ziehen. Nehmen Sie wahr, welche Gedanken und Emotionen in Ihnen aufkommen, während Sie versuchen, unbewegt still zu sitzen oder zu stehen. Geben Sie Gedanken keinen extra Raum und vertreiben Sie sich die Zeit nicht mit Gedankenschleifen. Versuchen Sie vielmehr zu spüren, wie sich Ihr Körper im Raum anfühlt. Wenn Sie merken, dass Ihre Gedanken während der Übung abschweifen, bringen Sie Ihre Aufmerksamkeit zu Ihrem Körper zurück.

Wenn ein Gedankengang Sie emotional sehr bewegt, erinnern Sie sich daran, dass Sie nicht der Gedanke sind. Sie haben den Gedanken, aber er macht Sie nicht aus. Das ist ein großer Unterschied. Wenn es Ihnen gelingt, sich nicht mit ihm zu identifizieren, wird es möglich, eine Beobachterposition zu kultivieren und dadurch die präfrontalen Gehirnbereiche zu aktivieren, die unter Umständen durch intensive emotionale Zustände geschlossen wurden. Seien Sie jedoch nicht zu ehrgeizig und gehen Sie unbedingt behutsam mit sich um! Wenn »nur« die Hosenkante zieht, weil Sie unbequem sitzen, dann versuchen Sie, bis zum Ertönen des Weckers sitzen zu bleiben. Wenn allerdings überwältigende Erinnerungen und Emotionen an die Oberfläche kommen, beenden Sie die Übung bitte sanft, aber zeitnah. Wägen Sie selbst je nach individueller Situation ab, was für Ihren Körper und für Sie am besten ist.

Der direkte Kontakt zu unseren Körperempfindungen kann zunächst beunruhigend, manchmal sogar beängstigend erscheinen. Dies liegt vor allem daran, dass er unter Umständen ungewohnt ist – wir haben uns möglicherweise an emotionale Zustände und an unsere (negativen) sich wiederholenden Gedanken gewöhnt, die wir uns als Ablenkung angeeignet haben. Möglicherweise haben wir uns auch daran gewöhnt, die Quelle unseres Unbehagens außerhalb von uns selbst zu suchen. Vielleicht kennen Sie das: Der oder die Person und diese und jene Situation sind »schuld daran«, dass wir uns in der jetzigen Lage befinden. Bei dieser Übung geht es neben dem Kennenlernen Ihres Körpers unter anderem darum, ihn und seinen Ausdruck so zu erleben, wie er ist – ohne die Belastungen von Analysen und Urteilen.

Sobald Ihnen die Übung gut gelingt, führen Sie sie bitte mit einer Zeitdauer von zehn Minuten und nach einiger Übungspraxis mit 15 Minuten durch. Üben Sie sich während des Sitzens oder Stehens in Stille darin, aufkommende körperliche und emotionale Empfindungen wahrzunehmen, jedoch mit Ihrer Aufmerksamkeit nicht an ihnen haften zu bleiben. Sie sollen aufkommende Gedanken oder Emotionen nicht unterdrücken, ihnen aber auch nicht extra Raum geben. Beobachten Sie sie, als wollten Sie mit Neugierde Informationen über Ihr eigenes Körper-Geist-System sammeln.

Nach einiger Übungspraxis können Sie versuchen, einen aufkommenden Gedanken aktiv zu verfolgen. Beobachten Sie, ob und welche weiteren Gedanken aus ihm entstehen und wie Ihr Körper auf die Veränderungen reagiert. Bleiben Sie unverändert in Ihrer Position. Nehmen Sie jedoch wahr, ob sich ein Bereich des Körpers plötzlich verspannt anfühlt, der zuvor entspannt war. Hat sich mit dem Wechsel des Gedankens Ihre Atmung verändert? Nehmen Sie alles so gut und deutlich wie möglich wahr und versuchen Sie, es so wenig wie möglich zu beeinflussen. Dies ist natürlich schwierig und allein das Richten der Aufmerksamkeit auf einen bestimmten Bereich ist bereits eine gewisse Beeinflussung – versuchen Sie dennoch, die Einflussnahme so gering wie möglich zu halten und lediglich »Informationen über sich zu sammeln«.

Die Übung kann Ihnen unter anderem dabei helfen, Ihre Aufmerksamkeit auf zugrunde liegende körperliche Empfindungen zu lenken und Anhaftungen an Gedanken sowie Blockaden zu lösen. Auch soll sie Ihnen bewusster machen, wie viele Gedanken von selbst aufkommen – entweder, weil ein innerer Prozess sie auslöst oder weil Sie etwas aus Ihrer Umgebung erspüren und darauf reagieren –, und Sie in dem Lernprozess unterstützen, sich nicht mit diesen Gedanken zu identifizieren und an ihnen haften zu bleiben. Dabei kann es hilfreich sein, sich bei dem Vorgang zu beobachten und zu bemerken, wie ein Gedanke eine ganze Serie von weiteren anstoßen kann, sodass sie ein Eigenleben bekommen (und vielleicht ein ganzes Drama auslösen).

Wenn eine unangenehme Empfindung wie Wut, Angst, wenn sorgenvolle oder urteilende Gedanken aufkommen, dann versuchen Sie sich darüber gewahr zu werden, wie das Szenario begann. Was war der erste Gedanke oder die erste Empfindung, die Sie wahrgenommen haben? Nur wahrnehmen – nicht intellektuell ergründen, analysieren oder nachdenken. Spüren Sie in sich hinein. Werden Sie so gut wie möglich zu einem neutralen, »emotionslosen« Beobachter, der nur registriert und Informationen sammelt. Je bewusster Sie dadurch all die inneren Prozesse und Ihre eigenen Gedankenmuster erkennen, desto leichter wird es im nächsten Schritt sein, sich von blockierenden Strukturen zu lösen. Neugierde, Offenheit, Aufmerksamkeit und Kenntnis sind der erste Schritt.

RUHE UND ENTSPANNUNG

Stellen Sie sich bequem hin, die Füße schulterbreit auseinander, und lassen Sie Ihre Arme seitlich locker hängen. Bei niedrigem Blutdruck ist es empfehlenswert, die Finger leicht anzuwinkeln. Alternativ können Sie sich auch bequem hinsetzen. Wenn Sie möchten, können Sie während der Übung Ihre Augen schließen. Lassen Sie die Augen offen, wenn Sie sich emotional sehr aufgewühlt fühlen. Machen Sie einige Atemzüge in Ihrem eigenen Atemrhythmus.

Integrieren Sie dann zwei Begriffe in Ihr Atmen. Denken Sie bei der Einatmung an das Wort *Ruhe* und sprechen Sie es sich innerlich vor. Halten Sie dann den Atem ganz kurz an und atmen Sie sanft aus. Währenddessen denken Sie an den Begriff *Entspannung*. Wiederholen Sie dies mehrere Male.

Als weiteren Schritt können Sie sich vorstellen, bei jeder Einatmung ein sanftes, warmes Licht einzuatmen. Denken Sie an das Wort *Ruhe*, während Sie sanft einatmen, und lassen Sie warmes Licht sanft in Ihren Körper strömen. Halten Sie kurz inne und atmen Sie sanft aus, während Sie so deutlich wie möglich an das Wort *Entspannung* denken und Sie die beruhigenden Lichtstrahlen sich langsam und behutsam im ganzen Körper ausbreiten lassen. Wiederholen Sie dies so lange, wie es sich gut für Sie anfühlt.

Wenn Sie die Übung abschließen möchten, atmen Sie einige Atemzüge lang einfach ganz natürlich, ohne an die Begriffe oder an imaginäres Licht zu denken. Versuchen Sie, die Atemzüge sowie das Anhalten der Luft bei jeder erneuten Wiederholung in die Länge zu ziehen.

Übungsvariante. Bei der Übungsvariante benennen Sie die Emotion, welche Sie gegenwärtig oder oftmals als vorherrschend verspüren und als unangenehm oder hinderlich empfinden.

Während der Einatmung sagen Sie sich innerlich »Ich bin mir meiner … bewusst.« (In die Lücke setzen Sie die jeweilige Emotion, beispielsweise Traurigkeit. In dem Fall hieße der Satz, den Sie sich innerlich während der Einatmung vorsprechen: »Ich bin mir meiner Traurigkeit bewusst.«) Bei der Ausatmung sagen Sie abwechselnd »Ich atme aus und lasse … los.« sowie »Ich atme aus und atme dabei … aus.« In die Lücke setzen Sie die gleiche Emotion, die Sie bei der Einatmung benannt haben.

Gerne können Sie sich zusätzlich vorstellen, dass Sie die Energie der jeweiligen Emotion während der Einatmung in sich bündeln (beispielsweise zu einer kleinen »Luft«-Kugel) und sie bei der Ausatmung in weite Ferne schicken. Lassen Sie die Atmung jedoch physisch nicht zu stark werden – das Wegschicken der imaginären Kugel oder Luft soll hauptsächlich in Ihrer Vorstellung geschehen.

ENERGETISIEREN VON DUMAI

Diese Übung soll Sie dabei unterstützen, festsitzende Emotionen zu lösen. Sie eignet sich für alle Emotionen.

Setzen oder stellen Sie sich bequem mit aufgerichteter Wirbelsäule hin. Achten Sie darauf, dass Ihre Beine und Füße nicht überkreuzt sind und dass Ihr Kopf gedanklich am obersten Punkt am Himmel aufgehängt ist. Der Blick geht nach vorne Richtung Horizont.

Bringen Sie Ihre Hände in beliebiger Höhe so vor den Körper, dass die Handflächen zueinander zeigen. Stellen Sie sich einen imaginären Ball oder eine Feder vor, welche(r) sich zwischen den Händen befindet. Drücken Sie den Ball oder die Feder sanft zusammen und ziehen Sie ihn/sie anschließend wieder auseinander. Die Handflächen bewegen sich dabei etwas zueinander und voneinander weg. Versuchen Sie sich den Widerstand des imaginären Gegenstandes so gut wie möglich vorzustellen. Wiederholen Sie dies einige

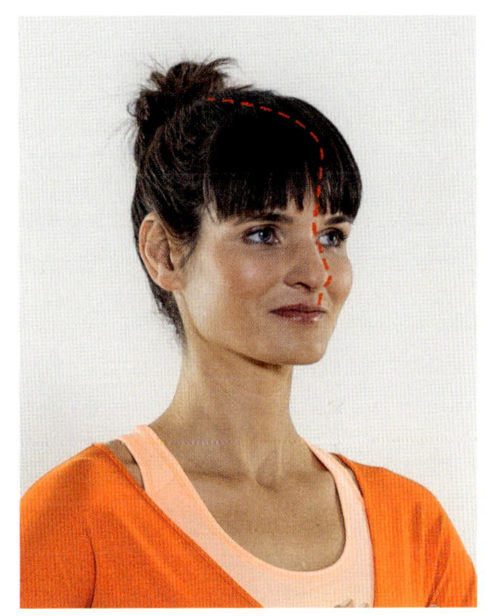

Male. Bringen Sie dann eine Hand so vor Ihr Gesicht, dass die Hand sich etwa auf Mundhöhe befindet und die Handfläche zum Körper zeigt. Führen Sie sie dann mit etwas Abstand zum Körper an der Mittellinie des Kopfes entlang so weit wie möglich nach hinten in den Nacken (entlang der im Foto markierten Linie). Wiederholen Sie dies mindestens neunmal.

Wenn Sie möchten, können Sie sich vor Beginn der Übungsdurchführung einige Minuten Zeit nehmen und sich eine Situation ins Gedächtnis rufen, die eine für Sie unangenehme Emotion in Ihnen hervorruft, sobald Sie sich an sie erinnern. Diesen Schritt können Sie auch nach dem ersten Abschnitt, bei dem das Energiefeld zwischen den Handflächen verstärkt wird, und vor der Handbewegung entlang der Mittellinie des Kopfes einbauen. Probieren Sie beide Varianten aus und üben Sie die, die sich für Sie am besten anfühlt.

SCHÜTTELÜBUNG

Mit der folgenden Übung lassen sich sehr gut Anspannungen aus dem Körper leiten. Sie eignet sich für alle Emotionen und kann dabei helfen, wieder in einen ausgeglicheneren Zustand zurückzukehren.

Stellen Sie sich in einen bequemen und schulterbreiten Stand und lassen Sie Ihre Arme locker an der Körperseite herabhängen. Krallen Sie die Zehen dreimal in den Boden, so als wollten Sie etwas mit ihnen greifen.

Nehmen Sie einige langsame und tiefe Atemzüge und schließen Sie die Augen. Nun beginnen Sie, sich zu schütteln. Sie können bewusst beginnen, indem Sie beispielsweise in den Knien anfangen und die Schüttelbewegung nach und nach auf den ganzen Körper ausweiten. Mit der Zeit sollte der Körper in einen Zustand kommen, indem er sich quasi von selbst schüttelt. Achten Sie nicht darauf, wie Sie dabei aussehen – lassen Sie Ihren Körper sich einfach so bewegen, wie er will.

Nach einigen Minuten können Sie folgende Visualisierung hinzunehmen: Stellen Sie sich vor, ein warmes Licht strömt sanft über Ihren Scheitel in Ihren Körper und füllt ihn komplett aus, während Sie durch die Nase einatmen. Lassen Sie das Licht dann über die Fußsohlen tief nach unten in die Erde fließen und atmen währenddessen über den Mund aus. Sie können sich dabei gerne auch hellgraues Licht vorstellen, das Ihren Körper verlässt. Schütteln Sie den Körper durchgehend die ganze Übung hinweg weiter.

Nach einigen Atemzügen fügen Sie die folgende Ergänzung hinzu: Wenn Sie während der Einatmung Licht über Ihren Scheitel in den Körper aufgenommen und diesen damit ausgefüllt haben, halten Sie die Luft an. Lassen Sie Ihren Körper sich weiter schütteln, während Sie sich vorstellen, wie das warme Licht in Ihnen hin und her geschüttelt wird. Hilfreich kann die Vorstellung einer Wasserflasche sein – halten Sie sich diese einfach als Bild vor Ihr inneres Auge und visualisieren so gut wie möglich, wie das Wasser darin hin und her geschüttelt wird.

Atmen Sie stoßartig und fest durch den Mund aus, während Sie sich vorstellen, dass das durchgeschüttelte Licht über Ihre Fußsohlen tief in die Erde gelassen wird. Sie können sich dabei Dämme vorstellen, welche von einer Sekunde auf die nächste geöffnet werden. Atmen Sie entweder in einem Zug oder in mehreren kurzen Zügen aus. Achten Sie jedoch darauf, den Körper die ganze Zeit hinweg weiter zu schütteln, und versuchen Sie mit jeder Wiederholung, die Zeit, in der Sie Ihren Atem anhalten, sanft zu verlängern.

Wiederholen Sie den Durchgang so lange, bis Sie Erleichterung verspüren. Um die Übung abzuschließen, lassen Sie alle Visualisierungen los und atmen so ruhig wie möglich, während Sie Ihren Körper immer weniger schütteln lassen. Lassen Sie das Schütteln jedoch unbedingt ausklingen und brechen Sie nicht abrupt ab. Bleiben Sie anschließend noch einige Augenblicke ruhig stehen, bevor Sie Ihre Augen öffnen. Streichen Sie zum Abschluss mindestens einmal mit einer beliebigen Handfläche über jede Fußsohle.

HOLZ HACKEN

Die folgende Übung eignet sich für alle Emotionen und ist zeitgleich sehr gut bei Erfahrungen wie Zurückweisung, Mobbing, emotionaler Erpressung. Sie hilft bei Schuldgefühlen und Unsicherheit und kann bei Sorgen dabei unterstützen, sich wieder zu »erden«. Bei Traurigkeit und Angst hilft sie, Standfestigkeit zu erreichen, Wut und exzessive Freude kann sie mindern.

Stellen Sie sich in einen bequemen Parallelstand, die Füße schulterbreit auseinander, und lassen Sie Ihre Arme locker an der Körperseite hängen (Foto 1). Heben Sie die gestreckten Arme seitlich etwa auf Schulterhöhe, sodass sie sich in einer geraden Linie waagrecht zum Boden befinden. Atmen Sie dabei ein und schließen Sie die Hände am Ende der Bewegung zu lockeren Fäusten (Foto 2). Atmen Sie aus, während Sie sie auf gleiche Höhe vor den Oberkörper bringen (Foto 3).

Winkeln Sie die Arme an, während sie sich weiterhin auf Schulterhöhe befinden. Die Ellenbogen zeigen nach außen. Ziehen Sie dabei die lockeren Fäuste zu Ihrem Schlüsselbein und atmen sanft ein (Foto 4 auf der nächsten Seite). Halten Sie kurz inne und be-

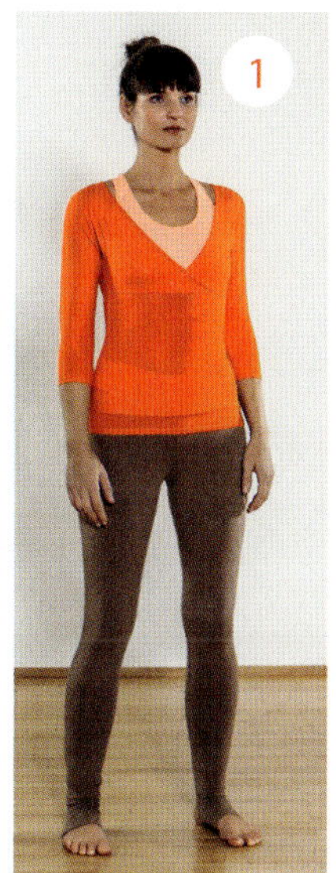
1

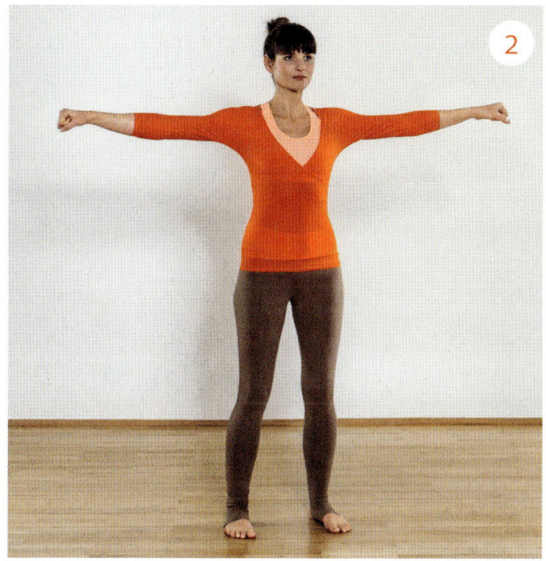
2

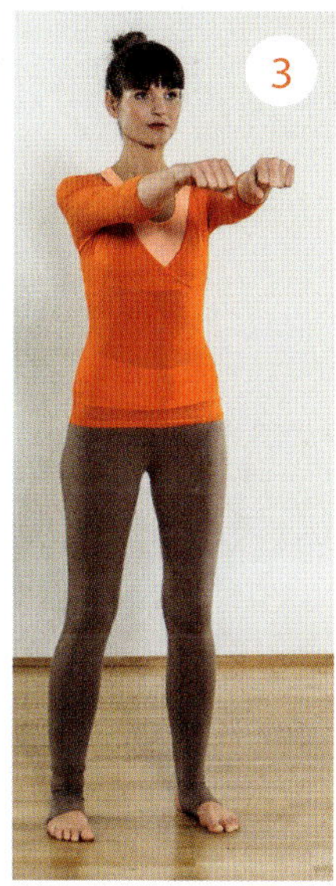
3

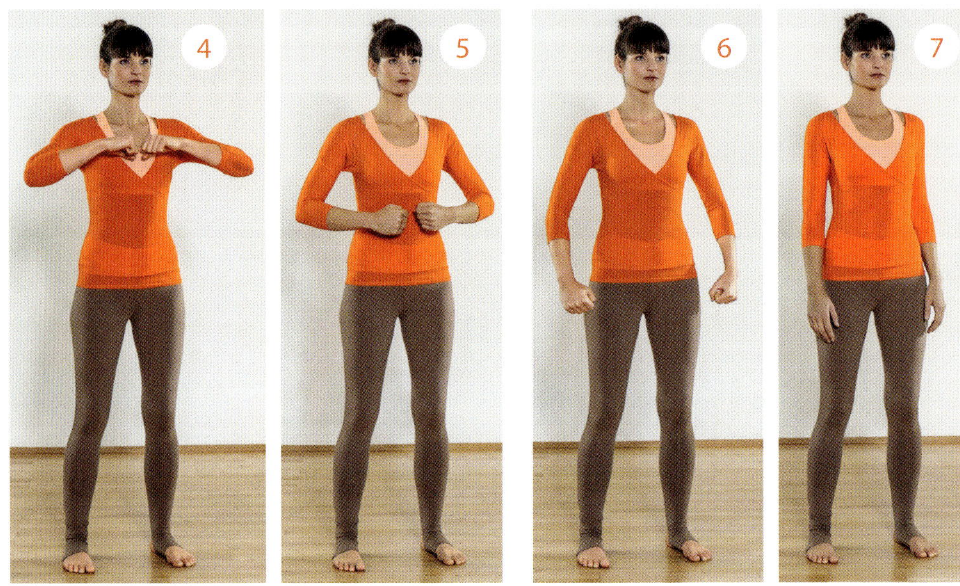

wegen Sie die Arme dann schlagartig zurück in die Anfangsposition (Fotos 5–7). Atmen Sie dabei abrupt aus. Dieser Bewegungsabschnitt sollte sehr schnell erfolgen und kann gerne mit einem lauten, kurzen Schrei begleitet werden. Dies ist beispielsweise empfehlenswert, wenn Sie unsicher sind oder dazu neigen, sich klein zu machen. Wiederholen Sie die Übung noch weitere mindestens drei Male.

Übungen bei Traurigkeit und Trauer (Funktionskreis Lunge-Dickdarm)

DREI PUNKTE DES RENMAI

Die folgende Übung eignet sich sehr gut in stressigen Zeiten, in denen Sie sich überfordert fühlen. Sie kann sehr gut bei Traurigkeit, depressiven Verstimmungen und Gereiztheit eingesetzt werden, eignet sich jedoch auch zur Beruhigung bei allen anderen emotionalen Zuständen. Achten Sie darauf, Ihre Hände nur sanft auf die beschriebenen Punkte aufzulegen und dabei keinen festen Druck auszuüben.

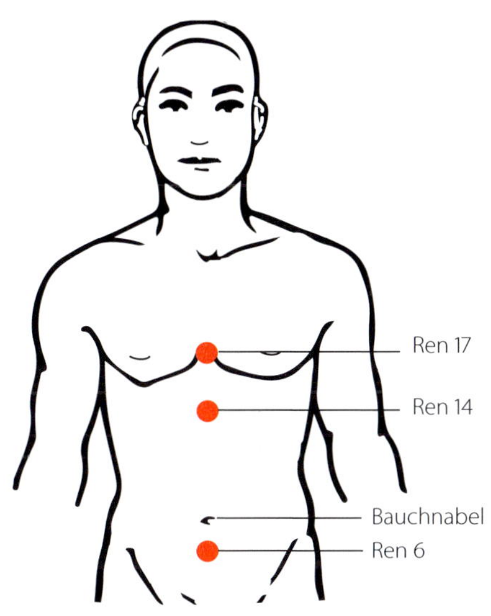

Sie können die Übung sowohl im Stehen als auch im Liegen durchführen. Nehmen Sie die Position ein, die für Sie am bequemsten ist. Legen Sie Ihre rechte Hand auf den Akupunktur Ren 17, die linke auf Ren 14. Ren 17 ist sehr gut, um das Yin des Körpers zu stärken. Ren 14 hat insbesondere auf das Stärken des Herz-Yin eine positive Wirkung.

Verweilen Sie mit geschlossenen Augen ein bis zwei Minuten in dieser Position, atmen Sie tief und ruhig und konzentrieren Sie sich auf Ihre Handflächen. Dann legen Sie die obere Hand von Ren 17 auf Ren 6. Die zuvor untere Hand bleibt unverändert auf Ren 14. Verweilen Sie erneut ein bis zwei Minuten in dieser Haltung. Ren 6 trägt auch den Namen »Meer der Energie«, was darauf hinweist, dass er besonders bei Erschöpfung hilfreich ist, da er den Energielevel des Körpers hebt.

ÜBUNG BEI TRAUER

Setzen oder stellen Sie sich bequem hin. Heben Sie anschließend Ihre Arme und überkreuzen Sie sie vor dem Oberkörper, sodass am Ende die Fingerkuppen der Mittelfinger auf den beiden Akupunkturpunkten Lu 1 liegen (Foto 1 auf der nächsten Seite, siehe auch Seite 63). Die anderen Finger liegen sanft auf dem Körper, ohne eine bestimmte Stelle anzuvisieren. Entspannen Sie Ihre Schultern so gut wie möglich. Hilfreich kann es sein, sich vorzustellen, wie die Schwerkraft sie nach unten zieht, während der Kopf nach oben strebt. Üben Sie einen sanften, jedoch spürbaren Druck auf die Akupunkturpunkte aus und halten Sie diese für mindestens eine Minute. Wundern Sie sich nicht, wenn Sie Tränen überkommen – dies ist eine Wirkung, die diese Punkte auslösen können.

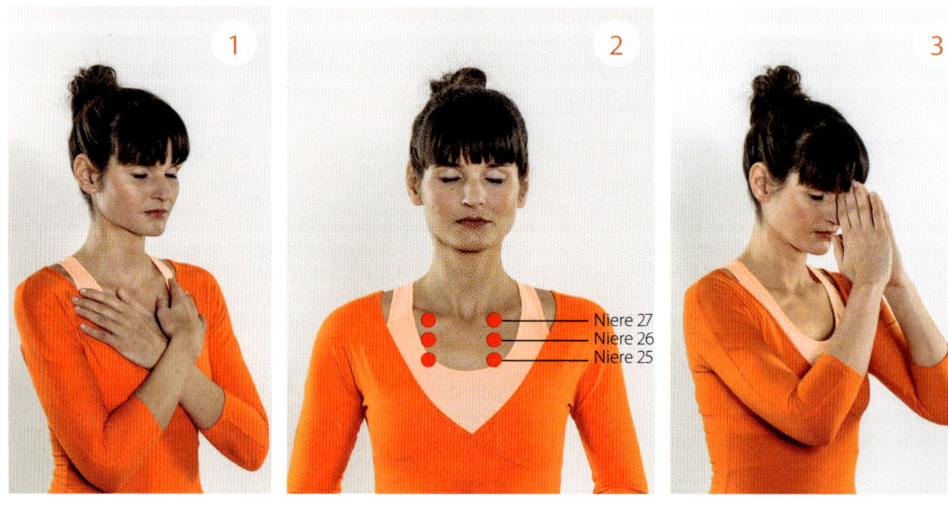

Legen Sie dann Ihre Hände so auf den Oberkörper, dass der Zeige-, Mittel- und Ringfinger übereinander auf den Punkten Ni 25, Ni 26 sowie Ni 27 rechts und links des Brustbeins liegen. Führen Sie langsam kleine, gleichmäßige, nach außen gerichtete Kreise mit Ihren Fingerkuppen aus, wobei Sie den sanften Druck auf die Punkte beibehalten (Foto 2).

Führen Sie Ihre Hände dann zur Gebetshaltung zusammen und heben Sie sie nach oben auf Gesichtshöhe, wobei Sie die Zeige- oder Mittelfinger direkt auf das Energiezentrum legen, das als »Drittes Auge« bekannt ist. Die Handflächen und Finger liegen aneinander, die Daumen sind leicht abgespreizt und weisen etwa auf die Unterlippe (Foto 3). Halten Sie diese Position für etwa eine Minute.

Um die Übung abzuschließen, öffnen Sie die Hände aus der Gebetshaltung und senken sie neben den Körper, wobei die Handflächen ungefähr ab Schulterhöhe zu Boden zeigen.

DER VOGEL FLIEGT

Diese Übung eignet sich vor allem dazu, das Lungen-Qi zu stärken. Sie vergrößert die Lungenkapazität und lässt beim Ausatmen Qi in ein wichtiges Energiezentrum im Bauchbereich fließen. Symptome von (chronischer) Bronchitis, Asthma und Lungenemphysemen sowie die mit dem Lungen-Qi zusammenhängende Emotion der Traurigkeit und Melancholie können durch diese Übung gemildert werden.

Stellen Sie sich in einen bequemen Stand, die Füße schulterbreit auseinander, und lassen Sie Ihre Arme locker an der Körperseite hängen (Foto 1 der Fotostrecke Seite 134).

Führen Sie die Arme dann sanft vor den Körper, sodass sich Ihre Hände am Ende der Bewegung vor dem Unterbauch befinden. Die linke Hand liegt dabei auf der rechten, die Finger zeigen nach vorne (Foto 2). Richten Sie Ihren Blick auf Ihre Hände oder nach vorne Richtung Horizont und gehen Sie leicht in die Knie.

Heben Sie nun Ihre Hände (weiterhin übereinanderliegend) so weit wie möglich nach oben und beugen Sie den Oberkörper gleichzeitig etwas nach vorne. Die Hände befinden sich dabei waagrecht zum Boden, die Handflächen zeigen nach unten. Die Finger zeigen nach vorne vom Körper weg (Foto 3), alternativ können sie etwas nach unten zeigen. Die Knie strecken sich bei dieser Bewegung.

Drücken Sie die Brust nach vorne und richten Sie Ihren Blick geradeaus zum Horizont. Der Hals sollte sich in dieser Position ein wenig eingeklemmt anfühlen. Halten Sie die Spannung für einen kurzen Moment.

Senken Sie dann Ihre Hände wieder, wobei sie aufeinander liegen bleiben, und gehen Sie wieder leicht in die Knie. Entspannen Sie Hals und Schultern, sobald Sie mit diesem Übungsabschnitt beginnen. Führen Sie die Hände etwa auf Bauchhöhe zunächst an die Körperseite (dabei zeigen die Handflächen nach hinten), und dann ohne Unterbrechung weiter nach hinten. Sobald Sie Ihre Hände für diese Bewegung voneinander trennen, nehmen Sie eine Handhaltung ein, welche die Flügel eines Vogels imitiert. In der Endposition, wenn sich die Hände seitlich hinter Ihrem Körper befinden, zeigen die Handflächen nach oben (Foto 4).

Während Sie Ihre Arme an Ihrer Körperseite vorbeiführen, beginnen Sie gleichzeitig, das linke Bein – soweit es Ihnen möglich ist – zusammen mit den Händen nach hinten zu bewegen (Foto 4). Die linke Fußsohle zeigt in der Endposition nach hinten, das rechte Bein können Sie in der Endposition wieder leicht strecken. Richten Sie sich dabei auf und halten Sie Ihren Oberkörper aufrecht.

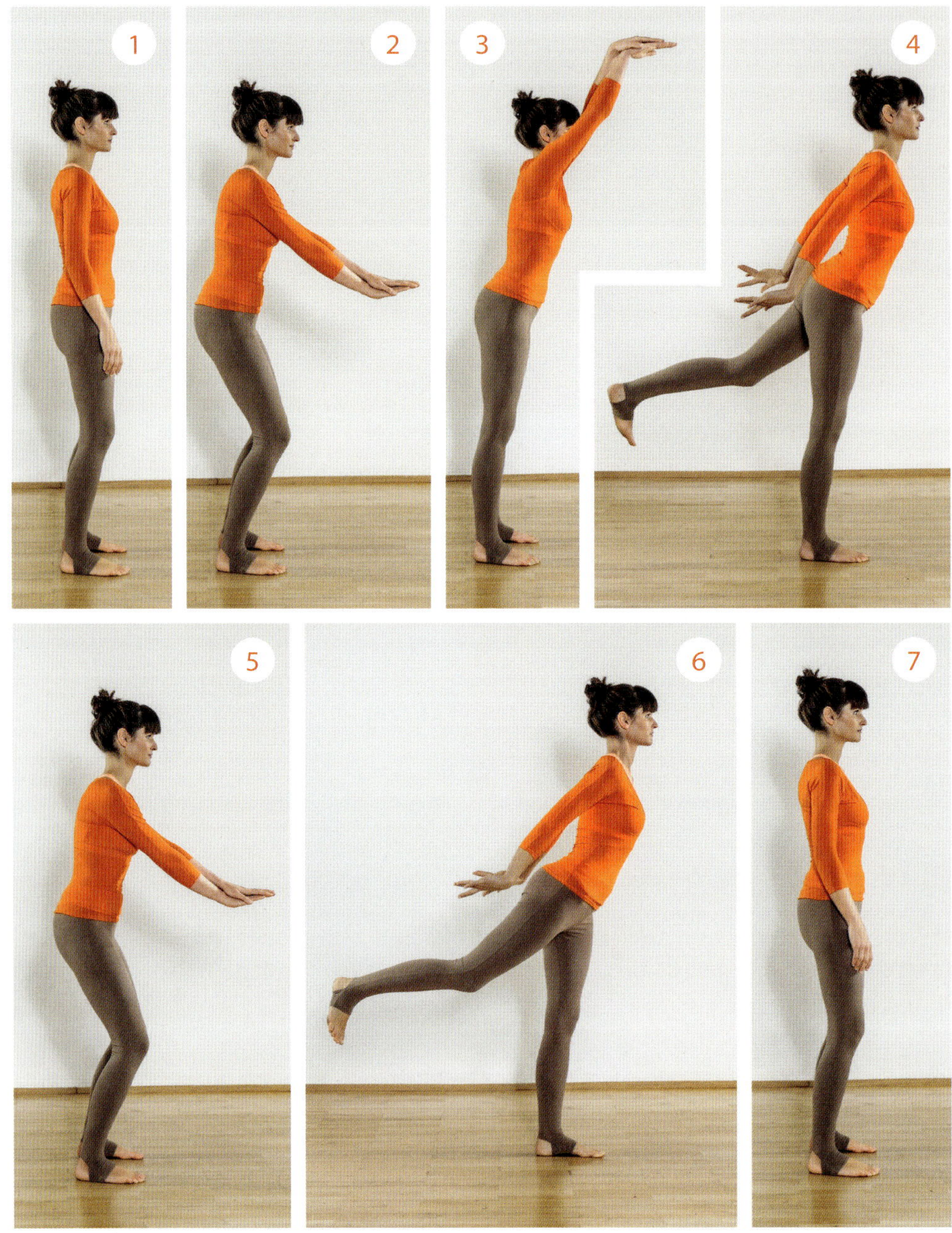

1
2
3
4
5
6
7

Tipp: Es ist empfehlenswert, das Gewicht zuerst auf das Standbein (rechts) zu verlagern, bevor Sie das linke Bein nach hinten strecken. Dies macht es Ihnen leichter, das Gleichgewicht zu halten.

Halten Sie diese Position einige Augenblicke lang und drücken Sie Ihre Brust dabei nach vorne, als wollten Sie zum Fliegen ansetzen. Stellen Sie den linken Fuß dann wieder parallel neben den rechten, sodass Sie wieder die erste Übungsposition einnehmen (Foto 5).

Führen Sie die Übung nun analog auf der anderen Körperseite aus (Foto 6).

Am Ende stehen Sie wieder in der Ausgangsposition: in einem etwa schulterbreiten Parallelstand, bei dem die Arme locker an der Seite herunterhängen (Foto 7).

Übungen bei Angst und Unsicherheit (Funktionskreis Niere-Blase)

DER HIRSCH

Die folgende Übung unterstützt insbesondere das Nieren-Qi. Zugleich wird die Schulter- und Rückenmuskulatur gedehnt und gestärkt sowie Wirbelsäulenbeschwerden entgegengewirkt. Durch das Dehnen und Strecken des hinteren Körperbereichs wird ein Meridian namens Dumai stimuliert, welcher mit der Yang-Kraft des Körpers in enger Verbindung steht. Dadurch fördern Sie die Vitalität des Körpers sowie Ihre Widerstandsfähigkeit.

Stellen Sie sich bequem in einen Parallelstand, die Füße etwa schulterbreit auseinander (Foto 1 auf der nächsten Seite). Heben Sie den linken Fuß, während Sie Ihre Hände, zu lockeren Fäusten geformt, etwa auf Schulterhöhe vor den Oberkörper heben; die Arme sind angewinkelt, die Ellenbogen zeigen nach außen, können dabei gleichzeitig auch

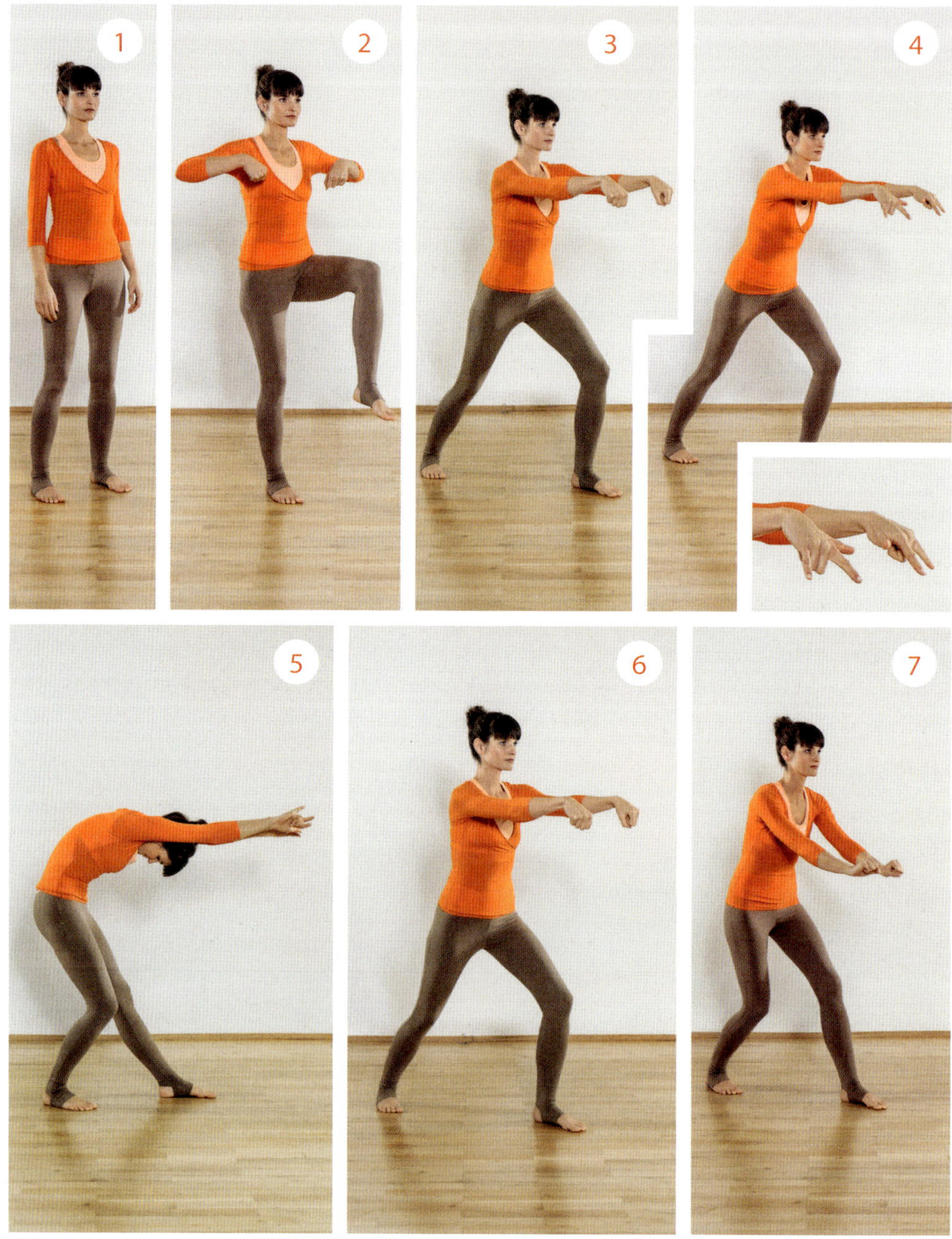
1
2
3
4
5
6
7

schräg nach unten zeigen (Foto 2). Machen Sie dann mit dem linken Bein einen großen Schritt nach vorne und strecken Sie dabei Ihre Arme vor dem Oberkörper nach vorne aus. Dieser Schritt sollte sanft ausgeführt werden – versuchen Sie, den ruhigen Geist eines Hirsches nachzuempfinden. Wenn Sie etwas mehr Stabilität haben möchten, können Sie den Schritt etwas nach links versetzen. In der Endposition zeigen die Handflächen der lockeren Fäuste nach unten und etwas nach hinten, die Hände sind etwa schulterbreit voneinander entfernt. Ihr linkes Knie gebeugt, das rechte Bein tendenziell gestreckt. Der Blick geht nach vorne, Richtung Horizont (Foto 3).

Formen Sie nun mit Ihren Händen jeweils ein Hirschgeweih (Foto 4), wobei die Handrücken schräg nach oben und in der im Folgenden beschriebenen Bewegung dann zueinander zeigen.

Verlagern Sie im nächsten Schritt Ihr Körpergewicht auf das hintere rechte Bein und beugen Sie dabei das hintere Knie. Das vordere Bein wird leicht gestreckt. Achten Sie darauf, dass beide Fußsohlen durchgehend flach auf dem Boden liegen. Beugen Sie zeitgleich den Rücken, während die Arme waagrecht zum Boden bleiben, und ziehen Sie den Kopf ein, sodass er zwischen den Armen liegt. Ihr Blick zeigt in der Endposition zu Boden (Fotos 5–6). Sie gehen also gedanklich in eine Schutzhaltung und richten das Hirschgeweih schützend vor sich – Ihre Körperhaltung erinnert dadurch an die eines Bogens. Sie können die Wirkung dieses Übungsabschnitts noch verstärken, indem Sie den Kopf (mit nach unten gerichtetem Blick) sowie das »Hirschgeweih« vom Körper weg nach vorne schieben. Ziehen Sie dabei auch den Bauch mit ein.

Begradigen Sie Ihre Wirbelsäule wieder und verlagern Sie dabei das Gewicht auf das vordere Bein. Dabei wird das linke Knie wieder gebeugt und das rechte Bein (ohne zu arretieren) gestreckt. Die Hände bilden erneut hohle lockere Fäuste, die Handrücken zeigen nach oben. Entspannen Sie die Schultern und richten Sie den Blick geradeaus zum Horizont (Foto 7).

Ziehen Sie nun den linken Fuß neben den rechten Fuß zurück, setzen Sie ihn jedoch nicht ab. Die Arme werden zeitgleich in einem Halbkreis zurückgeführt, wobei sie zuerst gesenkt (Foto 8 und 9 nächste Seite) und dann seitlich etwa auf Schulterhöhe gehoben werden. Sobald sie sich etwas über Hüfthöhe befinden, hüpfen Sie auf das linke Bein und

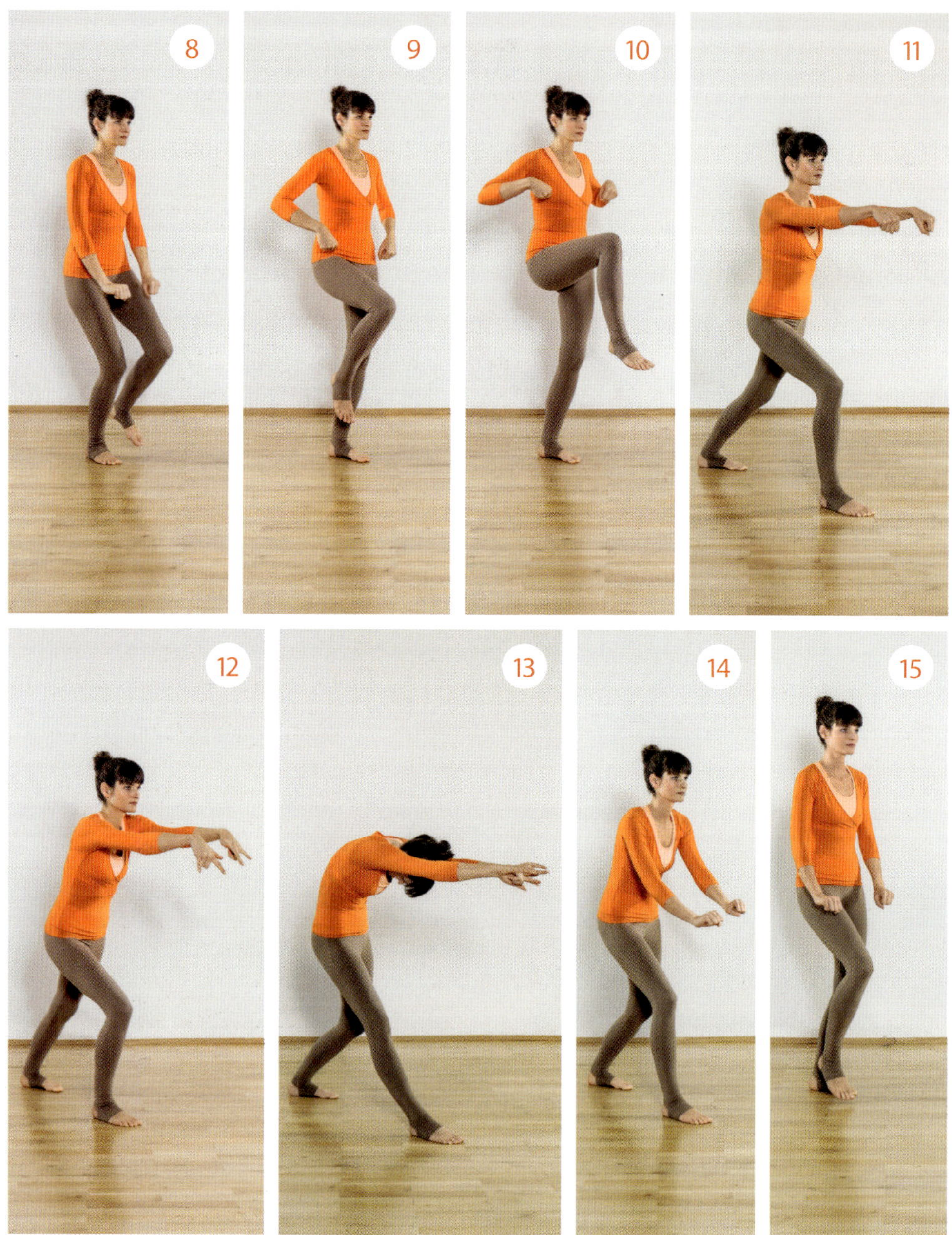
8
9
10
11
12
13
14
15

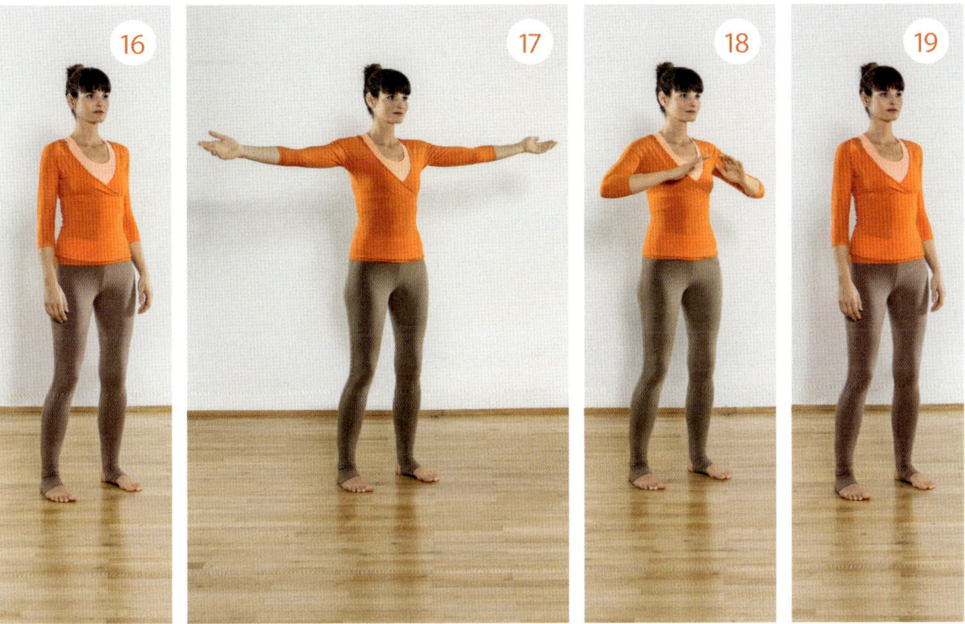

heben den rechten Fuß nach oben. Die Hände bleiben dabei noch in ihrer Position (Foto 10). Nun führen Sie die Übung analog auf der anderen Seite aus (Fotos 11–15).

Wiederholen Sie die gesamte Übung noch dreimal, sodass Sie die Bewegung auf jeder Seite insgesamt viermal ausgeführt haben. Hüpfen Sie dabei bei jedem Fußwechsel wie oben beschrieben von einem Fuß auf den anderen. Beim letzten Zurückziehen der Arme lassen Sie sie im Halbkreis nur nach unten neben den Körper gleiten und setzen den rechten Fuß parallel etwa schulterbreit entfernt neben den linken (Foto 16).

Heben Sie dann die Hände mit den Handflächen nach oben an der Körperseite entlang bis etwa auf Schulterhöhe. Beugen Sie anschließend die Ellenbogen und führen Sie mit den Händen eine Halbkreisbewegung aus, wobei die Handflächen zuerst zueinander und dann nach unten zeigen, während Sie sie im nächsten Schritt vor dem Oberkörper senken (Fotos 17–18). Am Ende der Übung hängen die Arme locker an den Körperseiten nach unten (Foto 19).

Sobald Sie die Bewegungsabfolge beherrschen, können Sie jeweils einatmen, wenn Sie Ihr Gewicht nach vorne, und ausatmen, wenn Sie Ihr Gewicht nach hinten verlagern.

SPIEGELÜBUNG

Stellen oder setzen Sie sich gemütlich vor einen Spiegel. Atmen Sie ruhig und tief ein und aus und betrachten Sie sich selbst im Spiegel. Bringen Sie Ihr Gesicht näher und nehmen Sie alle Details Ihrer Erscheinung wahr. Versuchen Sie gleichzeitig wahrzunehmen, welche Empfindungen in Ihnen aufkommen, während Sie Ihre Mimik betrachten. Was ist der erste Gedanke und die erste Empfindung, wenn Sie sich selbst in die Augen sehen? Führen Sie dies einige Minuten lang so entspannt wie möglich durch.

Legen Sie dann die Fingerspitzen beider Hände auf die Akupunkturpunkte Bl 10 im Nacken. Stellen Sie sich leise oder laut die Frage, was Sie dabei unterstützen kann, ein unangenehmes Erlebnis zu lösen, und nehmen Sie weiterhin Ihre Mimik wahr (und nach Möglichkeit auch Empfindungen und emotionale Reaktionen).

Schließen Sie nun die Augen und richten Sie Ihre Aufmerksamkeit auf die Körperbereiche, die sich verspannt anfühlen. Wenn Sie sich nicht sofort zu einem Bereich hingezogen fühlen, gehen Sie alle Bereiche langsam und achtsam nacheinander durch: Kiefer, Schultern, Nacken, Rücken, Bauch, Beine etc.

Wenn sich eine Stelle verspannt, schmerzhaft oder müde anfühlt, halten Sie an dieser Stelle inne. Atmen Sie in diesen Bereich hinein. Beim Einatmen führen Sie sanft warmes Licht in den Bereich, beim Ausatmen lassen Sie es sich ebenso sanft und langsam in dem Bereich ausbreiten. Versuchen Sie wahrzunehmen, wie sich der Bereich anfühlt und wie sich die Empfindung während der Atemzüge verändert (sofern sie dies tut). Gerne können Sie auch einen oder mehrere Finger oder Ihre Handfläche auf die entsprechende Stelle legen und den Kontakt spüren.

Wenn Sie möchten, können Sie alternativ oder zusätzlich folgende Ergänzung in die Übung einbauen: Konzentrieren Sie sich bei der Einatmung auf Ihre Handfläche oder die Fingerspitzen (je nachdem, was Sie auflegen). Es ist keine spezielle Vorstellung nötig –

visualisieren Sie lediglich die Handfläche oder die Fingerspitzen und versuchen Sie, sie zu spüren. Bei der Ausatmung lassen Sie sanft und langsam ein warmes Licht von der Handfläche oder den Fingerspitzen in den blockierten Körperbereich fließen. Wiederholen Sie dies so oft, wie es für Sie angenehm ist. Registrieren Sie, ob und, falls ja, welche Emotionen bei der »Arbeit« mit einem bestimmten Körperbereich ausgelöst werden. Unterschiedliche Körperbereiche können mit unterschiedlichen emotionalen Zuständen in Beziehung stehen.

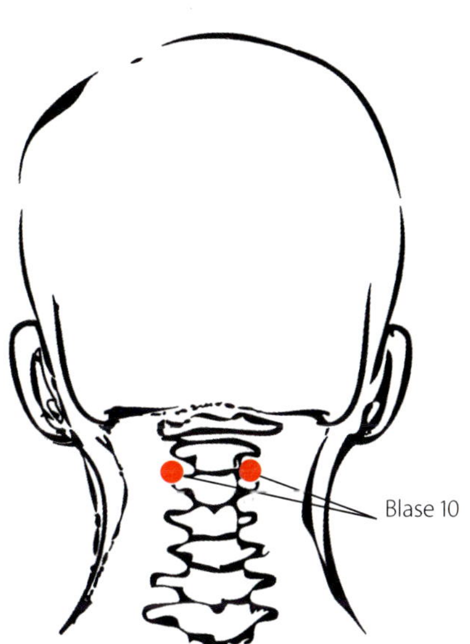

NIEREN BEWEGEN

Die folgende Übung ist empfehlenswert, um die natürliche Bewegung Ihrer Nieren zu unterstützen. Vor allem bei Emotionen wie Ängsten kann diese Bewegung eingeschränkt sein. Wenn Sie einmal davon hören, dass sich Nieren grundsätzlich nicht bewegen, ist dies nicht korrekt. Möglicherweise hat sich diese Fehlannahme verbreitet, da Urologen in ihrer Ausbildung lernen, den Patienten bei der Untersuchung die Luft anhalten zu lassen. In dem Fall kommt die Bewegung der Nieren tatsächlich zum Stillstand. Sie setzt aber wieder ein, sobald wir den nächsten Atemzug machen. Die Nieren sind sogar Organe, die (im Gegensatz zu beispielsweise der Leber) ganz und gar nicht starr und fest durch Faszien an einen Platz gebunden sind. Vielleicht haben Sie schon einmal den Begriff »Wanderniere« gehört – grundsätzlich kann sich eine Niere auch »weit« von ihrem ursprünglichen Platz wegbewegen. Die Übung eignet sich allerdings auch zur Unterstützung aller emotionalen Zustände und kann beispielsweise bei Antriebslosigkeit oder Melancholie sehr unterstützend sein.

Legen Sie sich für diese Übung bequem mit dem Rücken auf den Boden. Legen Sie Ihre Hände wie auf Foto 1 (Seite 143) ungefähr in Höhe der Leber auf. Sie greifen dazu Ihre

Körperseiten so, dass sich die Daumen auf der Körpervorderseite, die übrigen Finger auf der Rückseite befinden. Sollte dies zu unbequem für Ihre Schultern sein, umfassen Sie Ihre Körperseiten wie auf Foto 2 gezeigt. Üben Sie einen leichten, stabilisierenden Druck aus und behalten Sie diesen während der ganzen Übung bei. Winkeln Sie das rechte Bein so an, dass Ihre Fußsohle komplett auf dem Boden aufliegt, und setzen Sie das linke Bein so auf ihm ab, dass der linke äußere Fußknöchel etwa auf dem rechten Knie aufliegt und der linke Unterschenkel etwa waagerecht zum Boden ist (Foto 3).

Kippen Sie nun das rechte, aufgestellte Bein nach rechts und schieben Sie den rechten Fuß langsam nach vorne vom Körper weg. Das rechte Bein wird also ausgestreckt (Fotos 4–5). Das linke Bein bleibt dabei die ganze Zeit in Berührung mit dem rechten, indem der linke äußere Fußknöchel weiter das rechte Knie berührt. Die rechte Ferse sollte auch in der Bewegung durchgehend Bodenkontakt halten. Drehen Sie dabei den Kopf nach links und blicken Sie mit Ihren Augen so weit wie möglich nach rechts. Es ist empfehlenswert, den Kopf nur etwa 30 Grad aktiv zu drehen und ihn dann von seinem eigenen Gewicht sanft und langsam nach unten fallen zu lassen. Diese Feinheit können Sie jedoch gerne erst mit der Zeit in die Übung einbauen. Die rechten Zehen zeigen am Ende der Bewegung nach rechts.

Drehen Sie den Fuß nun nach links, sodass die Zehen am Schluss nach links zeigen (Foto 6). Gerne können Sie dazu das linke Bein so einbinden, dass Sie das rechte Bein mit dem linken Fuß nach links zur Seite ziehen. Der Oberkörper geht dabei nach rechts, die Augen nach links.

Ziehen Sie dann den rechten Fuß wieder näher an den Körper und achten Sie weiterhin darauf, dass die Ferse durchgehend Bodenkontakt beibehält (Fotos 7–8). Der Kopf geht zurück in eine entspannte Mittelposition.

Führen Sie die gesamte Bewegungsfolge einige Male sanft und langsam durch. Achten Sie darauf, dass sie mit der Zeit fließend und kontinuierlich abläuft, während Sie mit den Handflächen durchgehend Druck ausüben, um dadurch Leber und Magen zu stabilisieren.

Führen Sie die Bewegungsfolge anschließend mit derselben Wiederholungsanzahl analog auf der anderen Seite aus.

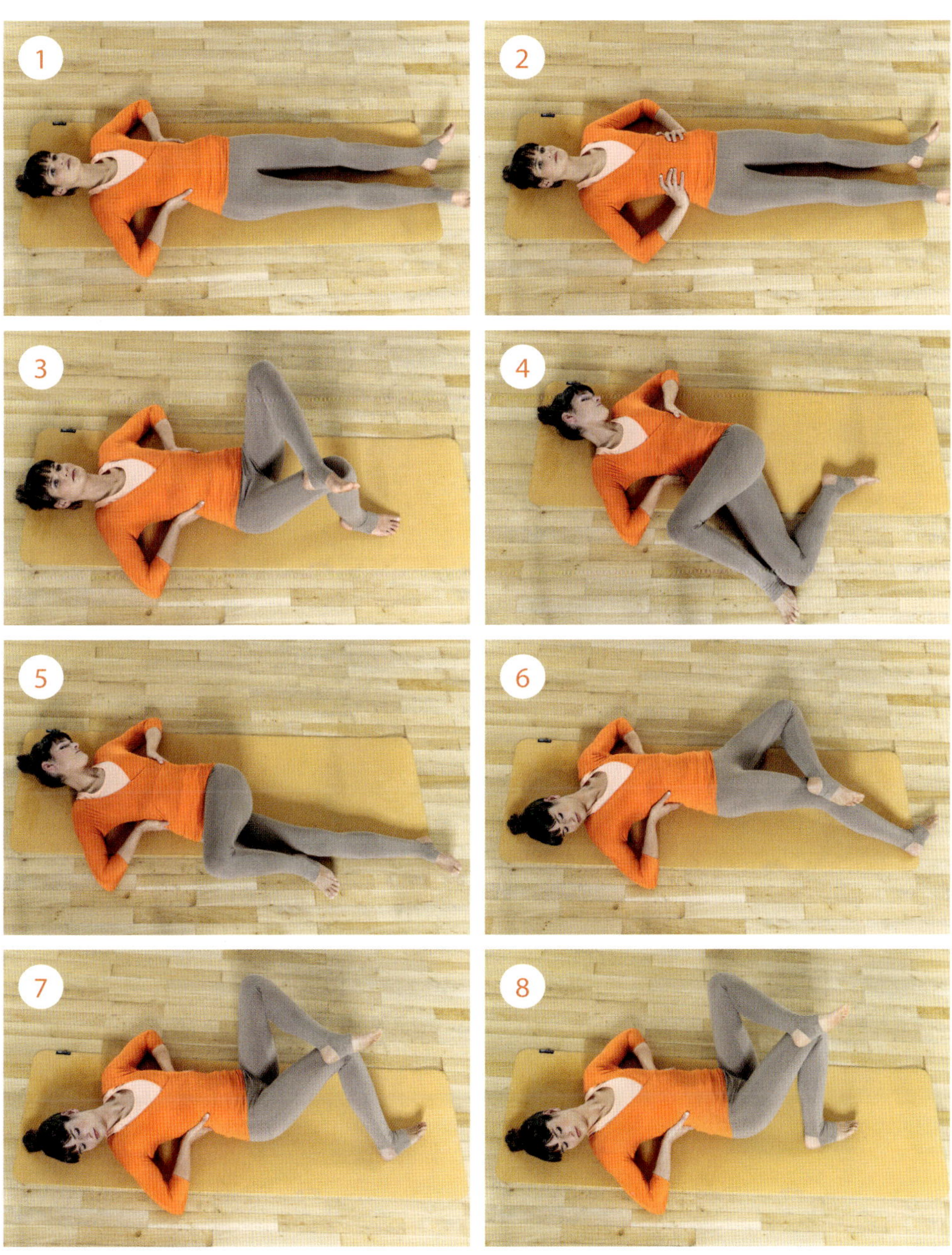
1
2
3
4
5
6
7
8

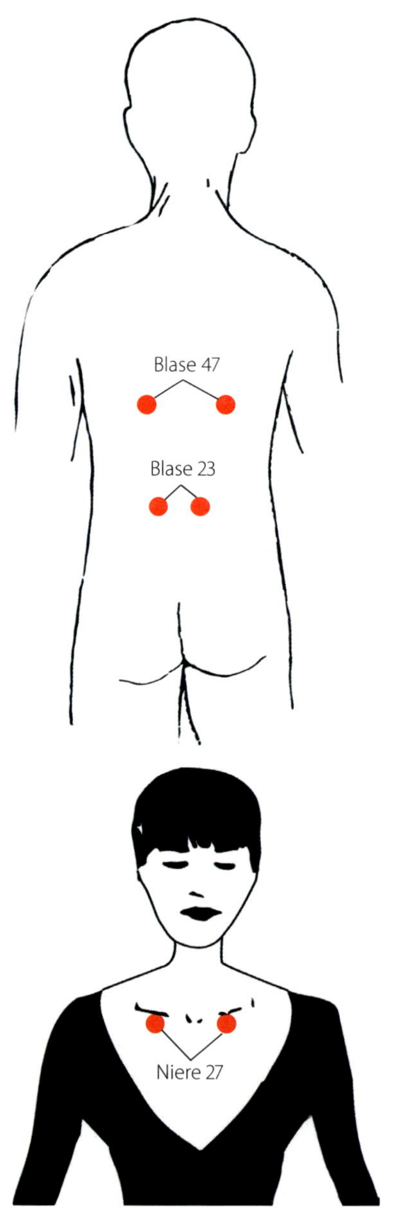

ÜBUNG BEI ANGST

Stellen Sie sich in einen bequemen Stand, die Füße etwa schulterbreit auseinander. Legen Sie dann Ihre Handrücken auf die Akupunkturpunkte Bl 23 und bewegen Sie sie mit spürbarem Druck einige Male auf und ab. Halten Sie kurz inne und bringen Sie die Handrücken dann etwas nach außen auf die Akupunkturpunkte Bl 47. Bewegen Sie sie mit derselben Wiederholungsanzahl erneut auf und ab. Halten Sie wieder kurz inne und lassen Ihre Hände dann sanft neben den Körper sinken. Heben Sie sie dann zu den Akupunkturpunkten Ni 27 und halten Sie diese Punkte mit beliebigen Fingern mit sanftem Druck für etwa dieselbe Zeitspanne, die Sie jeweils für das Stimulieren der vorherigen Akupunkturpunkte eingesetzt haben.

Das Berühren der Akupunkturpunkte Ni 27 kann dabei unterstützen, tief durchzuatmen, anstatt flach zu atmen und sich in der Angst zu verlieren. Wenn Sie also Angst in sich wahrnehmen, kann es helfen, vor allem Ni 27 mit beliebigen Fingern zu berühren und zwei bis drei Minuten lang zu halten. Nehmen Sie in dieser Zeit möglichst lange, tiefe und langsame Atemzüge.

Übungen bei Wut und Zorn (Funktionskreis Leber-Gallenblase)

DER TIGER STRECKT SICH

Die folgende Übung eignet sich besonders, wenn Sie sich innerlich oder körperlich angespannt fühlen. Sehr empfehlenswert ist sie auch bei Gereiztheit oder Emotionen wie Wut oder Zorn – unabhängig davon, ob Sie sie wahrnehmen oder annehmen, dass in Ihnen unterdrückte Wut vorhanden ist. Die Übung fördert zudem den freien Qi-Fluss in Brust- und Bauchraum sowie die Blutzirkulation in den Extremitäten.

Stellen Sie sich in einen bequemen Stand, die Füße schulterbreit auseinander, und lassen Sie die Arme locker an den Körperseiten hängen (Foto 1). Bringen Sie Ihre Hände dann so nach vorne, dass Ihre Handflächen nach unten zeigen. Spreizen Sie die Finger und beugen Sie sie dann leicht, sodass Ihre Hände an krallende Tigerpfoten erinnern (Fotos 2–3). Richten Sie dabei Ihren Blick auf die Handrücken und strecken Sie den Oberkörper nach oben. Damit wird auch der Nacken gestreckt. Die Finger sind angespannt, sowohl wenn sie gestreckt als auch wenn sie gebeugt sind.

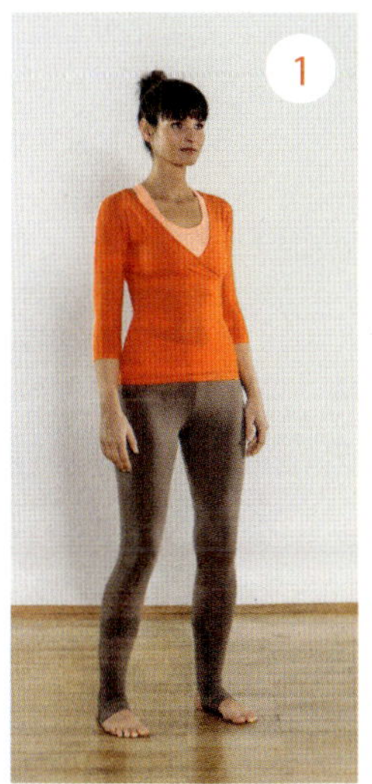

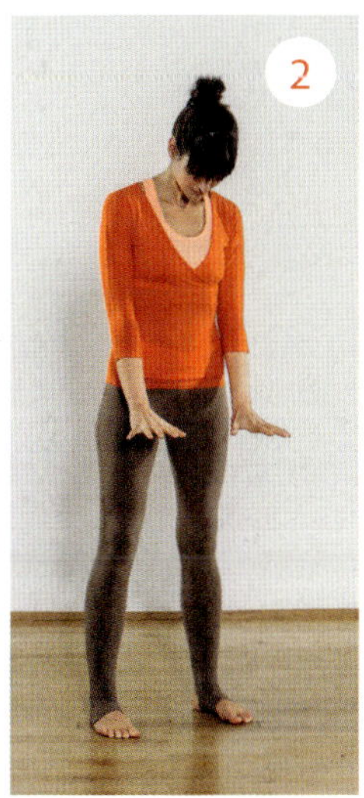

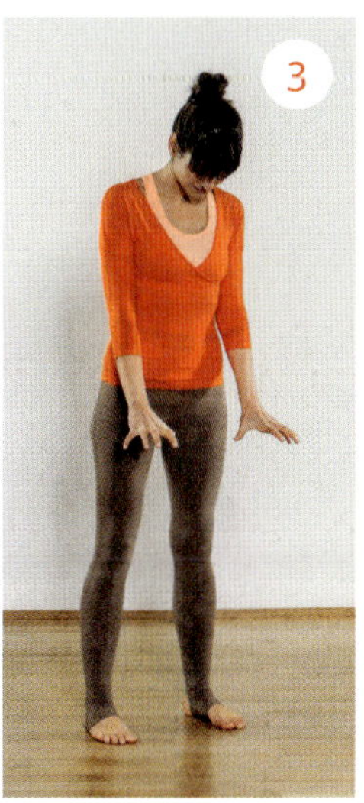

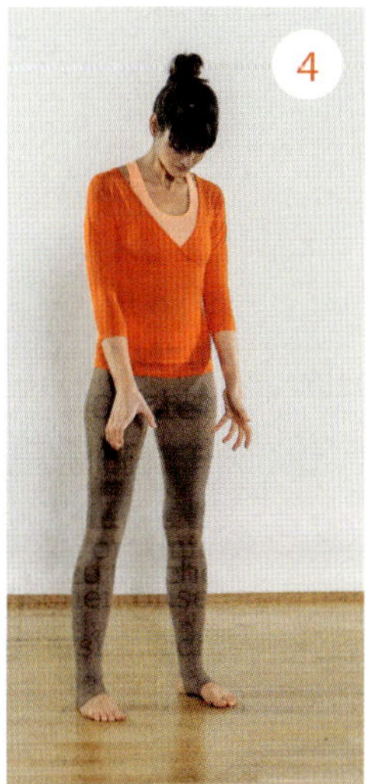

Drehen Sie die Handrücken nun nach außen, wobei Sie gleichzeitig die Daumen nach vorn, die kleinen Finger Richtung Körper bringen (also eine Drehung der Hände um zwei Achsen gleichzeitig vollziehen, Foto 4). Formen Sie dabei Fäuste, indem Sie – mit den kleinen Fingern beginnend – alle Finger nacheinander einzeln beugen. Die Daumenseite der Fäuste zeigt in der Endposition nach vorne vom Körper weg.

Konzentrieren Sie während dieses ganzen Bewegungsablaufs die Kraft in Ihren Fingern – sowohl, wenn Sie sie strecken oder beugen, als auch, wenn Sie die Fäuste bilden.

Lösen Sie anschließend die Spannung in den Fingern und heben Sie die lockeren Fäuste langsam vor Ihren Körper. Die Daumenseite zeigt nun nach oben (Foto 5). Drücken Sie dabei die Brust (jedoch nicht den Unterleib) nach vorne, ohne zu sehr ins Hohlkreuz zu gehen.

Öffnen Sie die Fäuste etwa auf Schulterhöhe, während Sie Ihre Hände weiter bis über den Kopf heben und die Handflächen (nur so gut es geht) zum Himmel zeigen lassen, die

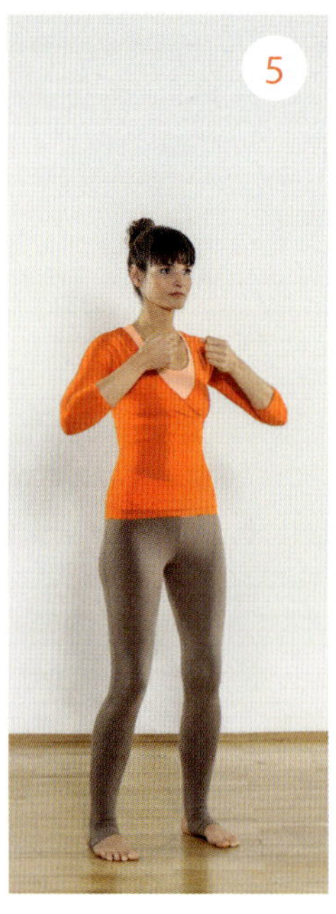

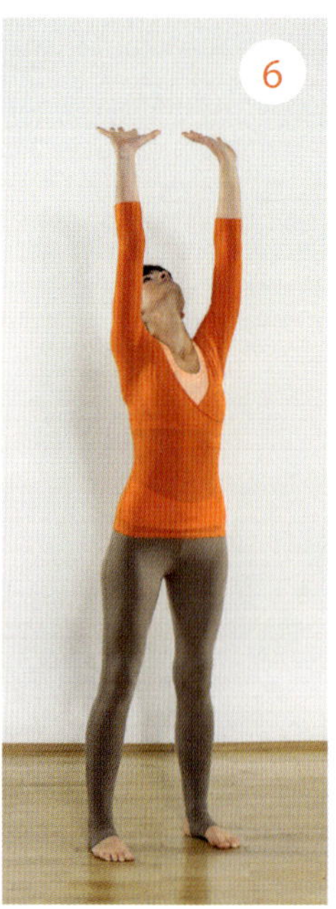

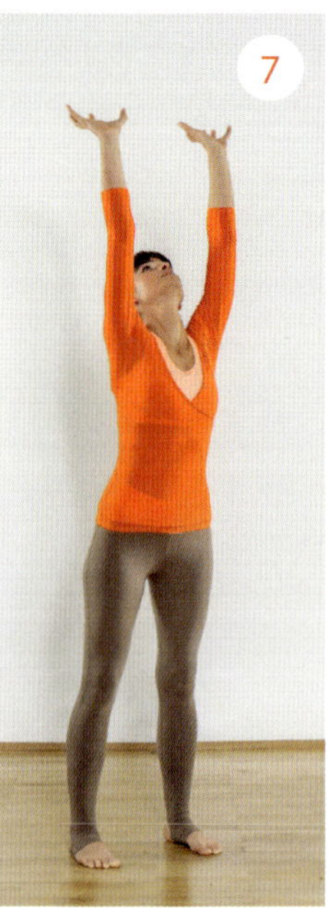

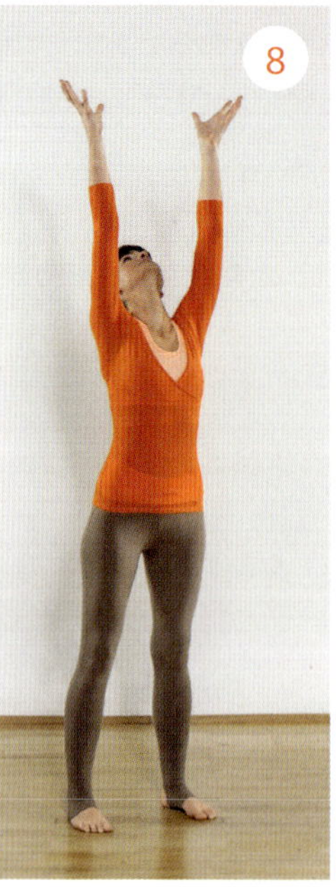

Fingerspitzen weisen nach hinten. Die Finger sind dabei leicht zueinander nach innen gerichtet. Folgen Sie den Händen mit Ihrem Blick, sodass Sie in der Endposition wieder auf die Handrücken blicken (Foto 6).

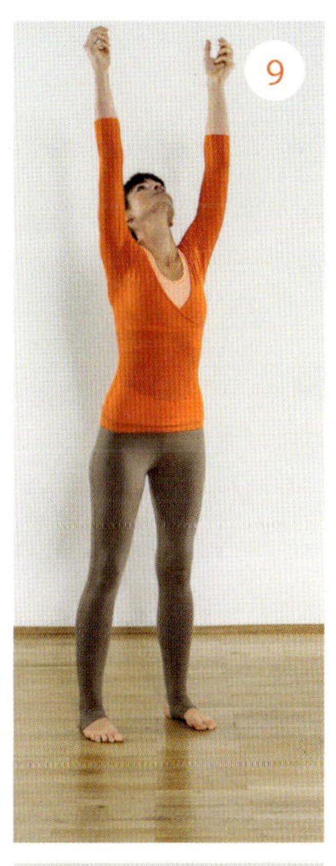

Formen Sie nun erneut Tigerpfoten mit gebeugten, krallenden Fingern und spannen Sie sie dabei erneut an (Foto 7). Halten Sie diese Position einige Augenblicke. Der ganze Körper steht dabei unter Spannung. Halten Sie die Spannung, während Sie die Handflächen und Finger so nach außen drehen, als würden Sie Glühbirnen aus Lampen drehen wollen. Nun lassen Sie Ihre Hände wieder entspannen, indem Sie lockere Fäuste bilden (Fotos 8–9). Die Handflächen zeigen am Ende der Bewegung nach innen, die Daumenseite der dabei gebildeten Fäuste nach hinten.

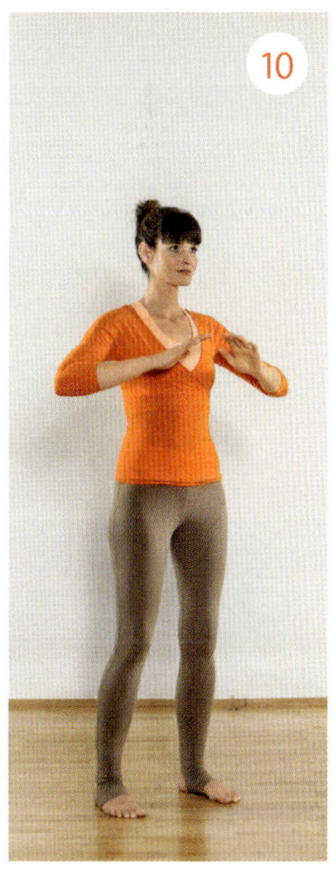

Entspannen Sie den Körper (Arme, Rücken, Brust usw.) wieder und führen Sie die lockeren Fäuste vor dem Oberkörper erneut nach unten. Gleichzeitig senken Sie Ihren Kopf. Wenn sich die Hände etwa auf Schulterhöhe befinden, zeigt Ihr Blick nach vorne. Öffnen Sie die Fäuste und lassen Sie die Handflächen parallel zum Boden nach unten zeigen, während Sie die Hände ohne Unterbrechung weiter nach unten führen (Foto 10) und ab etwa Brusthöhe mit Ihrem Blick begleiten.

Lassen Sie die Hände und Arme in der Endposition wieder seitlich an den Körperseiten hängen, blicken Sie nach vorne und führen Sie die Übung weitere drei Male aus.

Achten Sie bei dieser Übung darauf, über die ganze Bewegung hinweg den Händen mit Ihrem Blick zu folgen. Wenn Sie den Bewegungsablauf sicher beherrschen, können Sie einatmen, wenn sich Ihre Handflächen heben, sowie ausatmen, wenn sie sich senken.

DER TIGER GREIFT NACH DER BEUTE

Die folgende Übung eignet sich besonders, wenn Sie sich innerlich oder körperlich angespannt fühlen. Sehr empfehlenswert ist sie auch bei Gereiztheit oder Emotionen wie Wut oder Zorn – unabhängig davon, ob Sie sie wahrnehmen oder annehmen, dass in Ihnen unterdrückte Wut vorhanden ist. Sie stärkt insbesondere das Leber- und Gallenblasen-Qi, gleicht jedoch auch sehr gut die Yin- und Yang-Kräfte des Körpers aus. Zudem hat sie eine deutlich stärkende und beweglichkeitsfördernde Wirkung auf die Wirbelsäule sowie auf die Lendenmuskulatur, sodass sie bei Beschwerden im Taillenbereich unterstützen kann. Sie ist gut als Anschluss an die vorhergehende Übung »Der Tiger streckt sich« geeignet.

Stellen Sie sich in einen bequemen Stand, die Füße schulterbreit auseinander, und lassen Sie die Arme locker an den Körperseiten hängen (Foto 1). Bilden Sie lose Fäuste und heben Sie diese entlang der Körperseiten bis etwa auf Schulterhöhe (Foto 2).

Nun stellen Sie sich vor, Sie wären ein Tiger und würden nach einer Beute greifen. Die Hände bewegen sich dabei in einem Kreisbogen nach vorne, während sich der Oberkörper zugleich nach vorne beugt und die Handflächen nach unten zeigen (Fotos 3–4). Beginnen Sie im letzten Abschnitt der Bewegung damit, Tigerpfoten zu bilden: Dabei sind die Finger gebeugt und angespannt.

In der Endposition ist Ihr Oberkörper waagrecht zum Boden und bildet eine gerade Linie mit Ihren Armen. Achten Sie unbedingt darauf, den Rücken und die Arme ganz gerade und gestreckt zu halten (Fotos 5–6). Richten Sie Ihren Blick in der Endposition nach vorne und spannen Sie den gesamten Körper an (Foto 7, Seite 151).

Lösen Sie nun die Anspannung, gehen Sie leicht in die Knie und ziehen Sie Brust und Unterleib ein. Führen Sie Ihre Hände zur Außenseite der Knie (oder auch etwas höher, wenn Sie Knie- oder Rückenbeschwerden haben), während Sie die (nun lockeren) Tigerpfoten beibehalten. Sobald die Hände die Knie- oder Körperseiten erreichen, formen Sie lockere Fäuste. Der Blick ist dabei nach vorne oder in die Ferne auf den Boden gerichtet (Fotos 8–9).

Strecken Sie dann die Knie, indem Sie sich aufrichten. Schieben Sie dabei Ihre Hüften nach vorne und lehnen Sie den Oberkörper nach hinten, wobei Sie ins Hohlkreuz gehen.

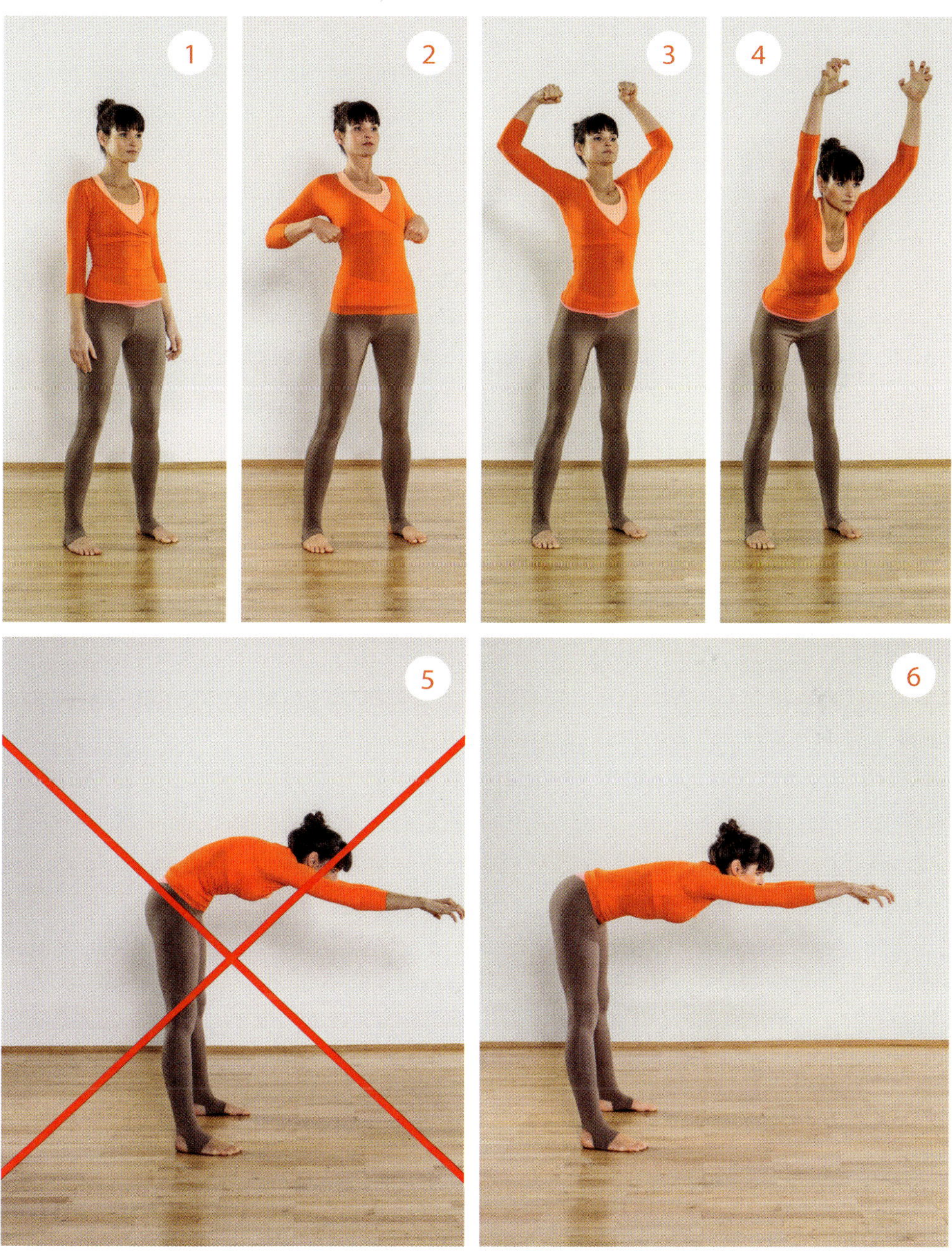
1
2
3
4
5
6

Gleichzeitig heben Sie die lockeren Fäuste an den Körperseiten nach oben (Foto 10). Dieser Bewegungsabschnitt gleicht einem Schwungholen, bevor eine Beute erfasst wird.

Heben Sie nun den linken Fuß und beugen Sie das Knie, sodass der Oberschenkel etwa waagrecht zum Boden ist. Heben Sie die Hände mit lockeren Fäusten weiter bis etwas über den Kopf und drehen Sie den Oberkörper leicht nach links (Foto 11).

Machen Sie einen kleinen Schritt nach vorne und etwas nach links versetzt, ohne das Gewicht auf den linken Fuß zu verlagern. Setzen Sie dabei jedoch nur die Ferse auf, sodass im (tendenziell) gestreckten linken Bein Spannung entsteht. Das rechte Knie wird zugleich gebeugt, sodass der Körper in eine leicht hockende Position kommt. Die Hände werden erneut zu Tigerpfoten (gebeugte und angespannte Finger) geformt und nach vorne gestreckt (Foto 12). Der Blick zeigt dabei »auf die Beute« nach vorn.

Führen Sie diesen Übungsabschnitt fließend und ohne Unterbrechung aus und versuchen Sie, die Dehnung in der Endposition zu spüren.

Entspannen Sie Ihren Körper, setzen Sie den linken Fuß wieder parallel und etwa schulterbreit entfernt neben den rechten. Bringen Sie Ihre Hände in einem Kreisbogen wieder zur Körperseite und bilden Sie erneut lockere Fäuste.

Richten Sie sich auf, heben Sie die Fäuste erneut an der Körperseite nach oben und greifen Sie wieder nach einer Beute, die vor Ihnen liegt (Fotos 13–15). Sie wiederholen somit die Bewegung des ersten Übungsabschnitts.

Führen Sie die Übung anschließend analog auf der rechten Seite aus (Fotos 16–20) und wiederholen Sie die gesamte Übung weitere drei Male, sodass Sie sie am Ende insgesamt viermal ausgeführt haben.

Führen Sie die Übung anfangs sanft und langsam aus. Mit einiger Übungspraxis können Sie die Übungsabschnitte, in denen eine Beute gefangen wird, immer kraftvoller und schneller ausführen. Begleiten Sie die Bewegung mit einer schnellen und tiefen Ausatmung. Passen Sie die aufgewendete Kraft und Schnelligkeit jedoch individuell an sich selbst an. Leiden Sie beispielsweise unter Rückenbeschwerden, führen Sie die Übung bitte keinesfalls energisch aus.

Alle anderen Übungsabschnitte (in denen keine »Beute gefangen« wird) führen Sie bitte in allen Fällen langsam und sanft aus.

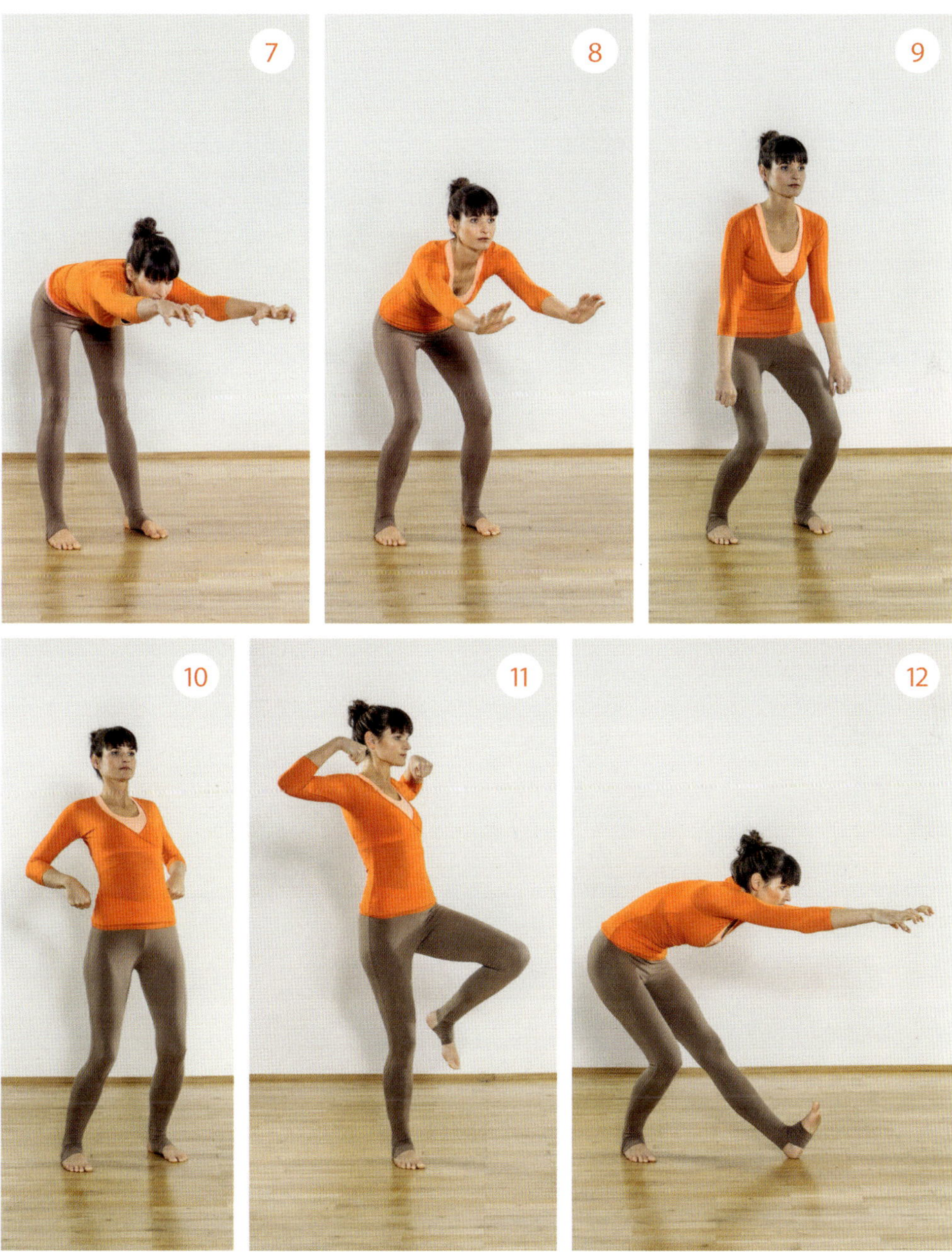
7
8
9
10
11
12

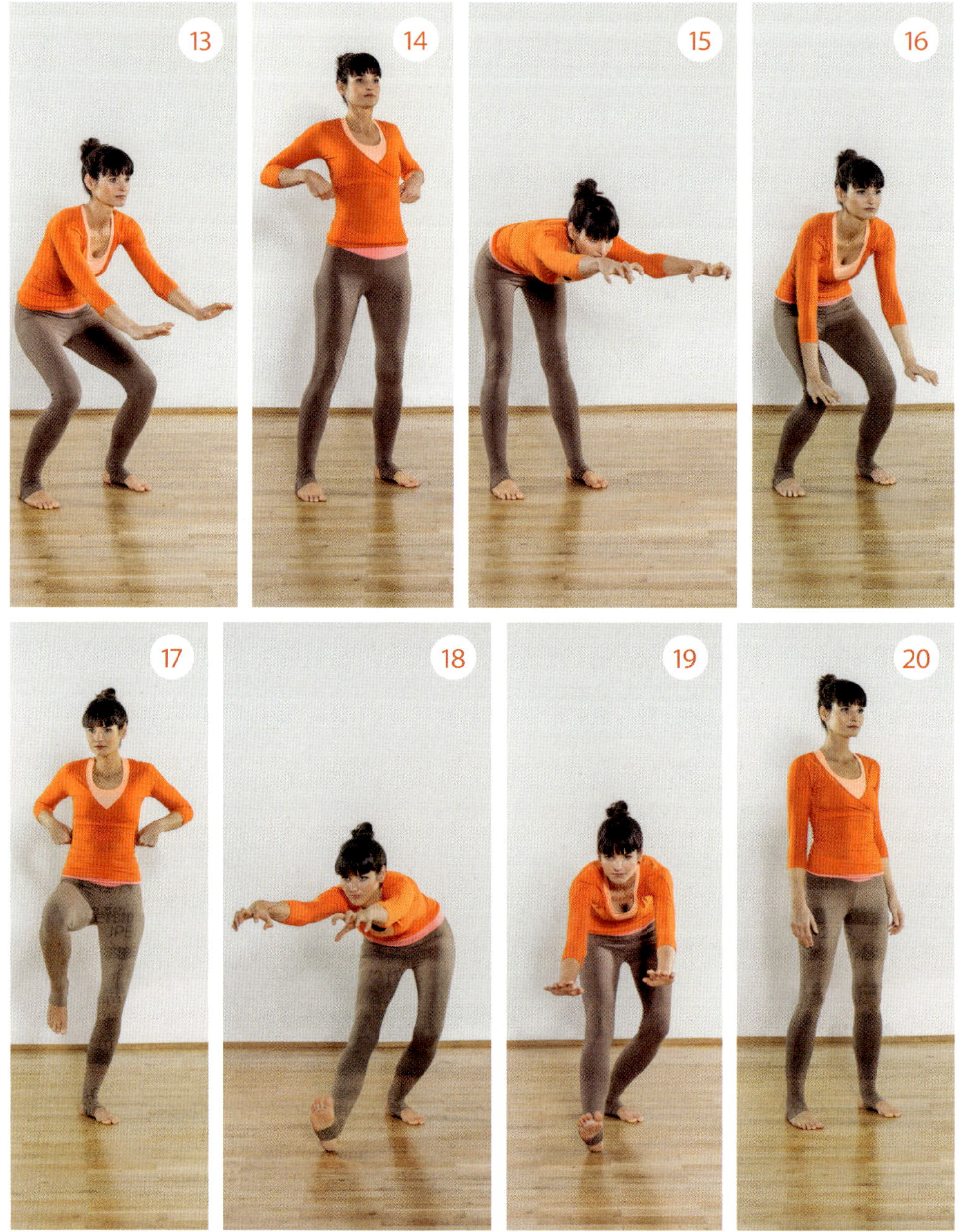
13
14
15
16
17
18
19
20

ÜBUNG BEI WUT

Legen Sie einen oder mehrere Finger auf die Akupunkturpunkte Bl 10, welche sich im oberen Bereich des Nackens befinden, etwa eine Fingerbreite seitlich von der Mitte der Wirbelsäule aus gesehen (Foto 1, siehe auch Seite 141). Üben Sie während des gesamten Teilabschnittes dieser Übung einen leichten Druck auf die Punkte – und dadurch auf die sich dort befindenden Muskeln – aus. Heben Sie Ihren Kopf beziehungsweise bewegen Sie den Blick nach oben. Atmen Sie dabei sanft ein. Halten Sie in der Endposition kurz inne und senken Sie dann während der Ausatmung den Kopf wieder langsam, sodass Sie am Ende etwa einen Meter vor sich zu Boden blicken.

Wiederholen Sie dies noch fünfmal, sodass Sie die Übung am Schluss sechsmal durchgeführt haben.

Führen Sie dann Ihre Hände vor der Brust in einer Gebetshaltung zusammen, sodass Ihre Handflächen sich berühren (Foto 2). Drücken Sie mit den Fingerknöcheln der Daumen sanft in den Akupunkturpunkt Ren 17, der sich in der Mitte des Brustbeins befindet.

Halten Sie diese Position einige Atemzüge lang und senken Sie anschließend Ihre Hände wieder.

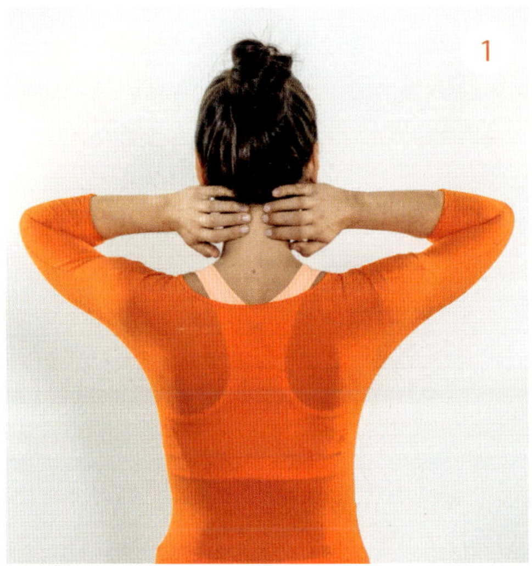

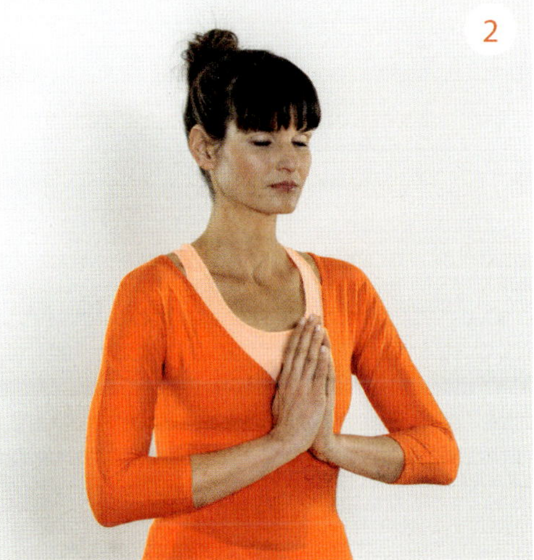

Übung bei Sorgen und Grübeln (Funktionskreis Magen-Milz)

DER BÄR REIBT SEINEN BAUCH

Die folgende Übung unterstützt insbesondere die Verdauungsorgane und den Funktionskreis Magen-Milz (Seite 85), kann jedoch auch bei allen Darm- und Verdauungsbeschwerden eingesetzt werden. Interessant ist die Zuordnung der Übung zu Magen-Milz, da Sorgen und Grübeln (welche durch ein Ungleichgewicht in Magen-Milz entstehen) den Kopf »verstopfen« können. Die TCM sagt, Qi werde durch Sorgen und Grübeln verknotet und die Übung leite es in ein Energiezentrum (ein Dantian) im Bauchbereich. Zeitgleich zeigt die Übung gute Erfolge auf der physischen Ebene, nämlich bei tatsächlicher Verstopfung.

Stellen Sie sich bequem hin, die Füße parallel und etwa schulterbreit auseinander (Foto 1). Formen Sie mit Ihren Händen leichte hohle Fäuste und bringen Sie sie so vor den Unterbauch, dass die Daumen zueinander zeigen (Foto 2). Legen Sie die Fäuste an den Bauch und üben Sie – je nach eigenem Befinden – einen leichteren oder starken Druck aus. Die Hände können nur leicht anliegen oder auch richtig in den Bauch drücken. Die Hände beschreiben nun gegen den Uhrzeigersinn eine Kreislinie (Foto 3), wobei Sie versuchen, den gewählten Druck durchgehend beizubehalten.

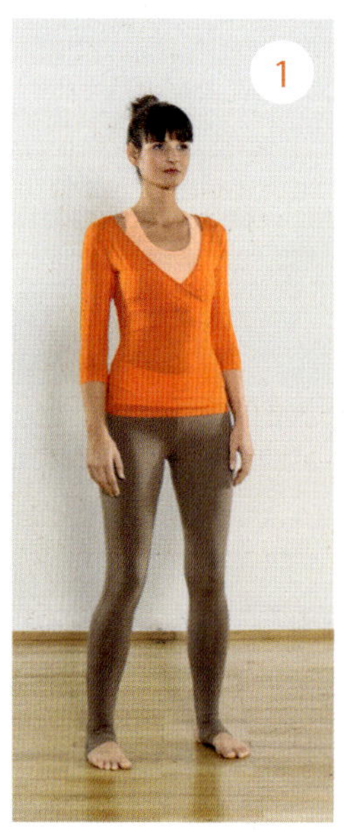

Atmen Sie ein, wenn sich die Hände nach oben bewegen, und aus, wenn sie sich wieder senken. Bei der Aufwärtsbewegung strecken Sie den Oberkörper nach oben. Sie können dabei gerne mit den Fingern etwas unter dem Brustkorb in den Körper drücken, wenn Sie möchten. Bei der Abwärtsbewegung der Hände lassen Sie den Oberkörper etwas in sich zusammenfallen beziehungsweise krümmen Sie den Rücken (Foto 4). Wiederholen Sie die gesamte Kreisbewe-

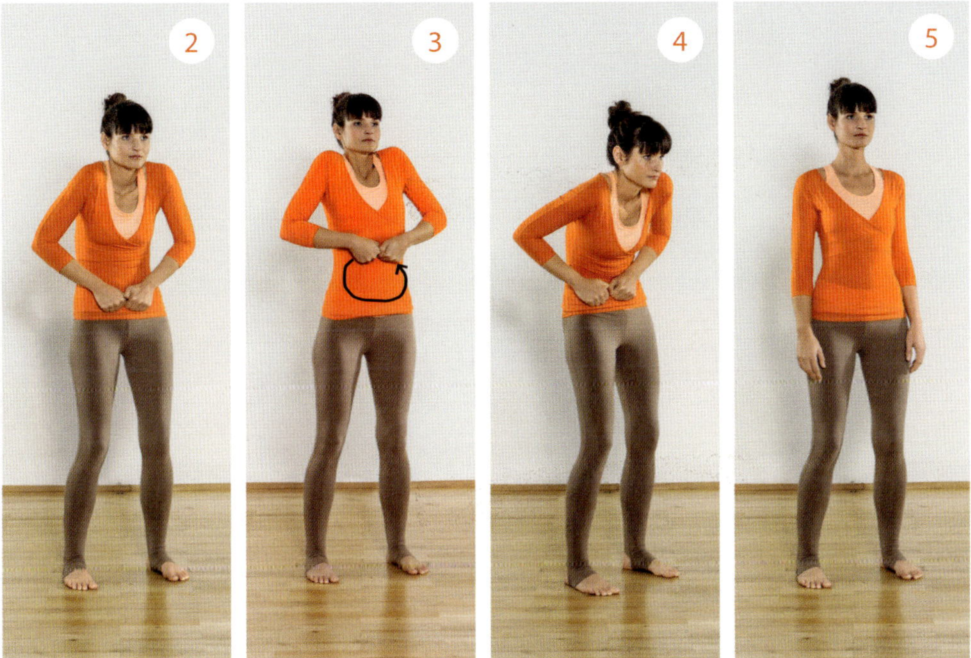

gung, sodass Sie sie am Ende sechsmal ausgeführt haben. Führen Sie sie dann ebenfalls sechsmal analog in die andere Richtung (im Uhrzeigersinn) aus.

Achten Sie bei der Übung darauf, nach vorne ausgerichtet zu bleiben. Der Körper soll nicht zur Seite gewendet werden und auch die Hüfte soll sich nicht ausschweifend wie beim Hula-Hoop drehen. Am Ende stehen Sie wieder in der Ausgangsposition (Foto 5).

ÜBUNG BEI SORGEN UND GRÜBELN

Setzen oder stellen Sie sich bequem hin. Achten Sie darauf, dass Ihre Beine oder Füße nicht überkreuzt sind, falls Sie sitzen. Falten Sie Ihre Hände und legen Sie sie so auf Ihren Unterbauch, dass die Handflächen Ihren Körper berühren. Die Außenseiten der Daumen üben dabei einen sanften Druck auf den Rippenknochen aus. Die Daumen zeigen beide

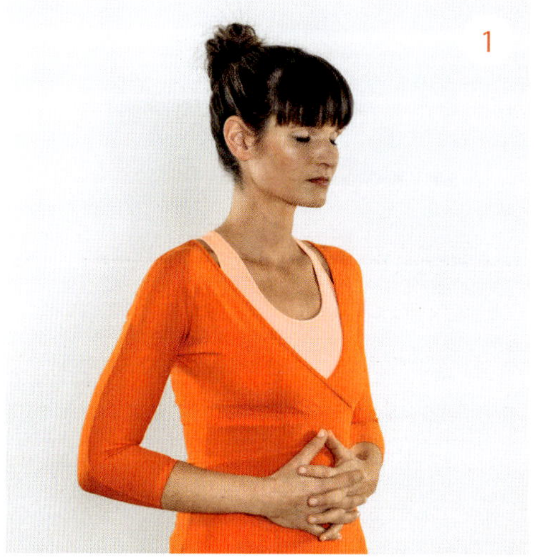
1

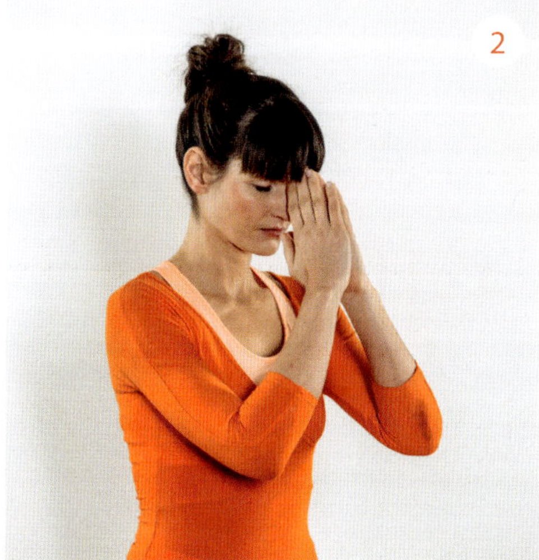
2

nach oben und liegen sowohl am Oberkörper als auch (mit den Kuppen) aneinander an (Foto 1).

Schließen Sie Ihre Augen und halten Sie diese Position etwa zwei Minuten lang, während Sie langsam und sanft ein- und ausatmen.

Führen Sie Ihre Hände dann in eine Gebetshaltung zusammen und heben Sie sie bis auf Gesichtshöhe, wobei Sie die Zeige- oder Mittelfinger direkt zu dem Energiezentrum bringen und anlegen, das als »Drittes Auge« bekannt ist. Die Handflächen und Finger liegen aneinander, die Daumen sind leicht abgespreizt und zeigen etwa auf die Unterlippe (Foto 2).

Halten Sie diese Position ein bis zwei Minuten und konzentrieren Sie sich auf etwas, wofür Sie dankbar sind. Dabei kann es sich um einen Menschen, ein Tier oder ein Ereignis handeln. Versuchen Sie, das Gefühl der Dankbarkeit für die Zeitspanne aufrechtzuerhalten. Wenn Sie in Gedanken abschweifen, bringen Sie Ihre Aufmerksamkeit wieder zu Ihrem ausgewählten »Objekt« zurück.

Um die Übung abzuschließen, öffnen Sie die Hände aus der Gebetshaltung und senken Sie sie neben den Körper, wobei die Handflächen ungefähr ab Schulterhöhe zu Boden zeigen.

Übung bei ekstatischer Freude und Hyperaktivität (Funktionskreis Herz-Dünndarm)

DER AFFE UND DIE ZWEI PFIRSICHE

Die folgende Übung unterstützt besonders das Herz-Qi. Zeitgleich verbessert sie die neuromuskuläre Reaktionsfähigkeit sowie den Gleichgewichtssinn.

Stellen Sie sich bequem hin, die Füße schulterbreit auseinander, und lassen Sie Ihre Arme locker an der Körperseite hängen (Foto 1, Bildstrecke Seite 158–159). Bringen Sie Ihre Hände dann so vor den Unterkörper, dass die Handflächen waagrecht zum Boden nach unten zeigen und Ihre Finger gespreizt sind. Die Fingerspitzen zeigen leicht zueinander (Foto 2).

Führen Sie nun in einer sehr schnellen (!) Bewegung jeweils die Fingerspitzen einer Hand zueinander. Dabei drehen sich die Hände ganz leicht nach außen und unten, die Handgelenke werden gegen Ende der Bewegung gebeugt und ein wenig nach oben gezogen. Die gestreckten Finger zeigen am Ende der Bewegung nach unten und liegen so zusammen, dass Ihre Hände an hakenförmige Klauen erinnern (Foto 3).

Heben Sie Ihre Hände nun bis etwas über Brusthöhe und gehen Sie dabei auf die Zehenspitzen (Foto 4). Strecken Sie sich aktiv nach oben, so als wollten Sie etwas mit Ihrem Kopf senkrecht nach oben wegschieben. Ziehen Sie dabei die Schultern aktiv hoch und spannen Sie dabei Ihren Unterbauch und Po an. Drehen Sie den Kopf nach links und blicken Sie dabei auch nach links (Foto 5).

Halten Sie diese Stellung und Spannung einige Augenblicke. Lassen Sie sich nicht von der Spannung in den Schultern sowie im Brust- und Rückenbereich irritieren – sie ist gewollt. In dieser Position werden unter anderem die Blutgefäße im Hals und die Brust zusammengedrückt und bei dem folgenden Übungsteil wieder erweitert, was das Herz massiert und eine sehr fördernde Wirkung auf die Atmung sowie die Blutzirkulation und damit auf die Blutversorgung (unter anderem des Gehirns) hat.

Drehen Sie den Kopf dann wieder zur Mitte und entspannen Sie Schultern, Unterleib und Po. Öffnen Sie die Hände und lassen Sie die Handflächen zu Boden zeigen. Lassen Sie

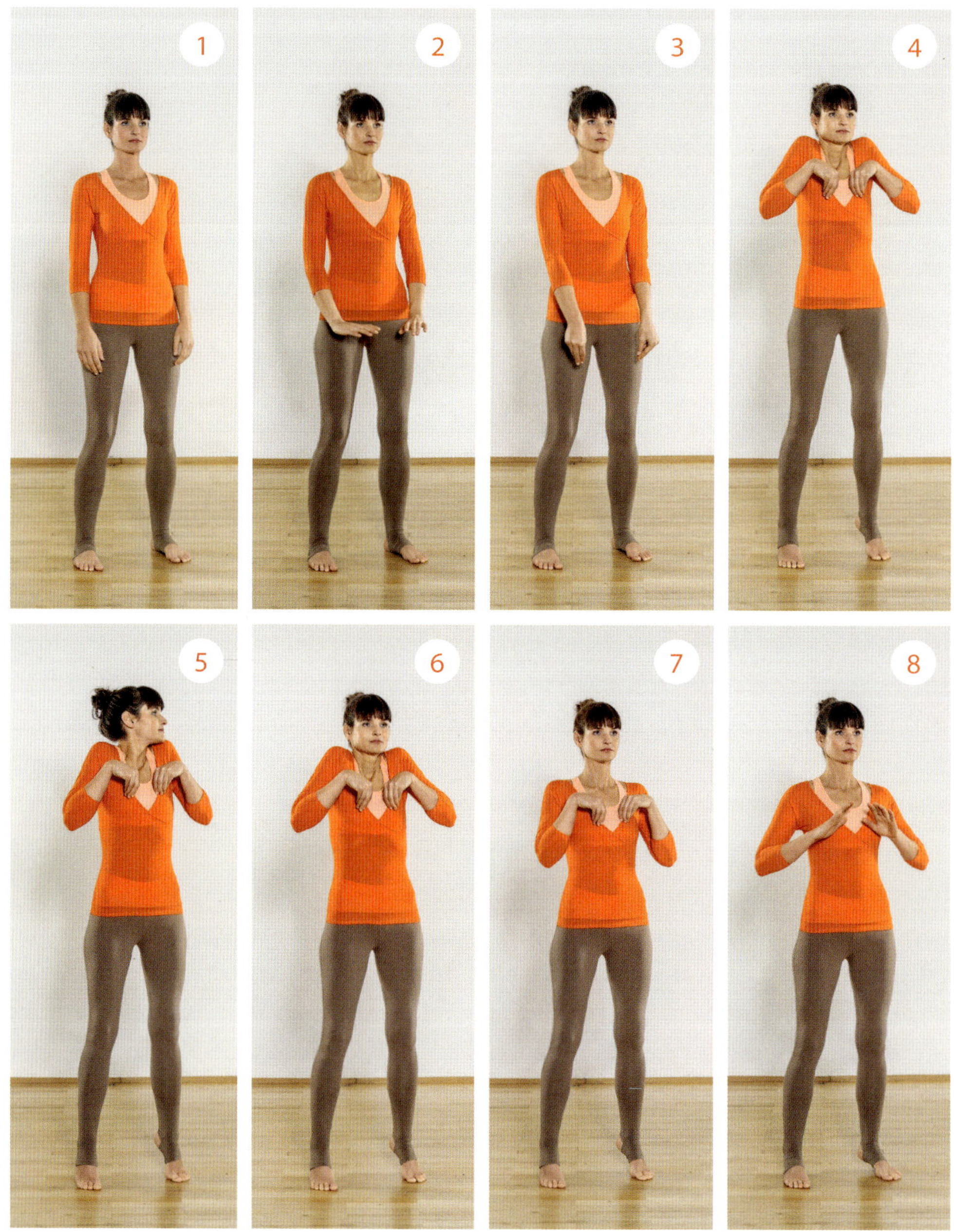
1
2
3
4
5
6
7
8

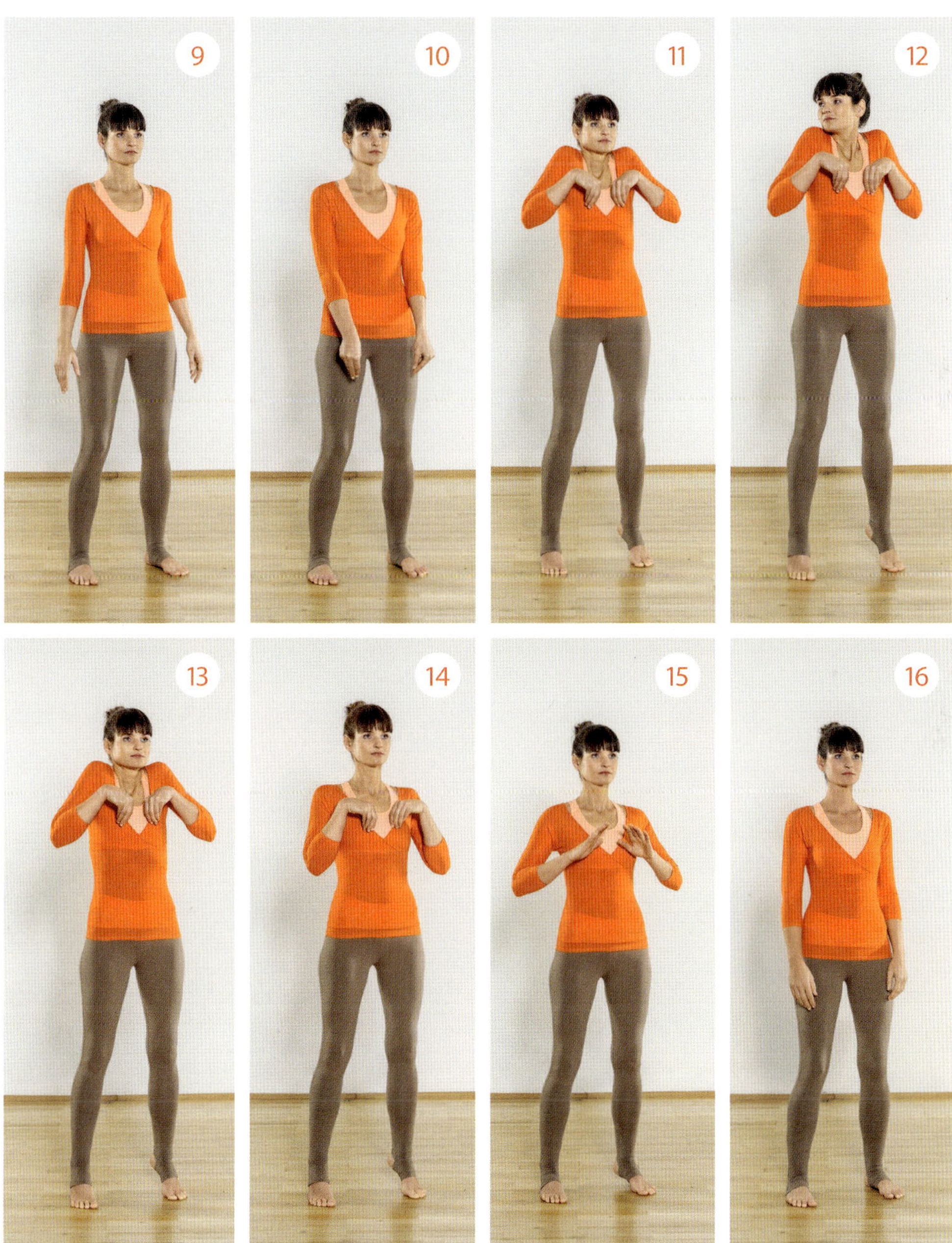
9
10
11
12
13
14
15
16

sie vor dem Oberkörper sinken (Fotos 6–8). Am Ende hängen die Arme locker seitlich am Körper nach unten (Foto 9). Senken Sie bei dieser Bewegung auch sanft die Fersen und blicken Sie die ganze Zeit hinweg nach vorne Richtung Horizont.

Wiederholen Sie die Übung analog auf der anderen Seite (Sie blicken dabei also nach rechts, Fotos 10–16) und führen Sie sie noch dreimal durch, sodass Sie am Ende jede Körperseite viermal durchgeführt haben.

Wenn Sie die Bewegung gut beherrschen, können Sie einatmen, wenn Sie sich nach oben strecken und die Hände heben, sowie ausatmen, wenn Sie sie wieder senken. Unterstützend können Sie sich bei der Einatmung einen Ball oder eine Lotusblüte im Bauchbereich vorstellen (etwa 2 Zentimeter unter dem Bauchnabel und 6 Zentimeter im Körperinneren gelegen), welcher mit einem konstanten Sog zusammengezogen wird und dadurch auch Po und Unterbauch einzieht. Bei der Ausatmung dehnt sich der Ball oder die Blüte wieder und führt dazu, dass sich Po und Unterbauch entspannen.

Achten Sie darauf, möglichst wenig zu schwanken, wenn die Fersen gehoben sind. Es hilft, wenn Sie Ihr Körpergewicht langsam und gleichmäßig verlagern.

SONSTIGE ÜBUNGEN BEI EKSTATISCHER FREUDE UND HYPERAKTIVITÄT

Sehr gut eignen sich bei ekstatischer Freude und Hyperaktivität zudem die folgenden Übungen aus dem Abschnitt »Übungen für alle Emotionen«:

- Schüttelübung (Seite 127)
- Ausgleichsatmung (Seite 122)
- Ruhe und Entspannung – falls die Emotion noch nicht zu sehr überhandgenommen hat (Seite 125)

怒喜思悲恐

Anhang

NÜTZLICHE TIPPS ZUM SCHLUSS

Gewiss kann man sagen, dass die »Arbeit« oder der Umgang mit Emotionen immer auch beinhaltet, Unbekanntes zu erforschen. Es ist eine innere Reise, die sowohl faszinierend und inspirierend sein als auch manchmal überfordernd wirken kann. Manchmal kommt eine Emotion wie eine große Welle auf uns zu. Doch so aufbrausend ein Sturm auch immer sein mag, so reinigend ist er auch. Vertrauen ist ein wichtiger Begleiter auf dem eigenen Weg. Vertrauen Sie Ihrem Körper und der eigenen Intuition. Hören Sie zu, wenn sie mit Ihnen »sprechen«.

Gerne möchte ich an dieser Stelle noch einmal betonen, wie wichtig Aufmerksamkeit und Gewahrsein sind. Beides zu entwickeln und zu fördern halte ich für das zentrale Element jeder inneren Entwicklung. Diese Entwicklung unterstützt auch ungemein in Bezug auf alle Emotionen und fördert innere Ausgeglichenheit und Harmonie. Je höher das Gewahrsein, desto freier werden wir auch von unseren emotionalen Zuständen. Der berühmte Philosoph Arthur Schopenhauer (1788–1860) sagte einst: »Der Mensch kann zwar tun, was er will. Er kann aber nicht wollen, was er will.« Es ist tatsächlich ein langer Weg bis zu diesem Maß an Gewahrsein und innerer Freiheit, bei dem dann auch ein bewusstes Handeln möglich wird, welches Schopenhauer in dem Zitat infrage stellte – aber über die Selbstreflexion und innere Entwicklung ist es möglich, das Ziel zu erreichen.

Selbstfürsorge ist ein Thema, das seit einiger Zeit regelmäßig angesprochen wird und nicht genug betont werden kann. Je mehr Sie auf unterstützende Nahrungsmittel, ausreichende Bewegung, soziale Kontakte, Selbstausdruck (beispielsweise über kreative Aktivitäten wie Kunst, Musik, Handwerk) und erholsamen Schlaf achten – je besser also Ihre Selbstfürsorge ist –, desto leichter und besser werden Sie mit emotionalen Zuständen umgehen können. Denken Sie daran, dass auch Ihre Umgebung Ihre Emotionen beeinflussen kann, so beispielsweise Schimmel in der Wohnung.

Haben Sie keine Angst davor, »zu viel zu fühlen«. Versuchen Sie ein Gefühl der Dankbarkeit für die Fähigkeit zu entwickeln, intensiv und tief wahrnehmen zu können. Das ist wesentlich leichter gesagt als getan. Aber sobald Sie gelernt haben, Grenzen zu setzen, wird diese Fähigkeit ein großes Geschenk sein. Wenn es Ihnen gelingt, Ihre Denkweise von »Urteilen« zu »Dankbarkeit« zu ändern, erhöht sich Ihre Energie und »negative« Emotionen werden es deutlich schwerer haben, sich zu manifestieren.

Gehen Sie auch der Frage nach, ob Sie Ihre innere Entwicklung unter Umständen selbst sabotieren, da Sie unterbewusst lieber in Ihren jetzigen emotionalen Mustern bleiben – schließlich bieten sie ja eine gewisse Sicherheit und Gewohnheit. Beispielsweise können sich viele Menschen darin wiedererkennen, dass Sie in einer Partnerschaft bleiben, die unglücklich macht und in der kein ernsthafter Austausch möglich ist. Oftmals gehen die Betroffenen dann Auseinandersetzungen aus dem Weg und drücken Emotionen weg. Wird die Situation hingegen klar und bewusst gesehen und damit umgegangen, kann es sein, dass eine solche Beziehung innerhalb kürzester Zeit beendet wird. Man lässt sich beispielsweise ein bestimmtes Verhalten nicht mehr gefallen. So entsteht ein Raum, der für beide Partner letztlich förderlicher ist. Es kann sogar eine stärkere Nähe entstehen, nachdem »alle Karten offen und ehrlich auf dem Tisch liegen«.

Haben Sie Geduld mit sich und Ihrer Entwicklung. Es gibt auf dieser Reise so viele »Zwiebelschichten«, die nach und nach gelöst werden. Es ist ganz normal, wenn es einen Schritt voran- und dann zwei zurückgeht. Selbst wenn es zehn Schritte zurück sind: Wichtig ist nur, dass man danach wieder einen nach vorne macht. Und zwar zu einem Zeitpunkt, an dem man körperlich, mental und emotional wieder dafür bereit ist. Haben Sie Geduld und nehmen Sie sich alle Zeit, die Sie brauchen. Lassen Sie sich von niemandem sagen, wie lange Sie für etwas brauchen sollten oder wie Sie »besser« wären. Die Ansicht anderer sollte nicht Ihr Maßstab sein. Bedenken Sie auch, dass die ersten beiden Schritte jeder emotionalen Erfahrung (die Emotion erschaffen; beginnen sie zu fühlen) in wenigen Sekunden geschehen. Eine tatsächliche innere Veränderung, bei der nicht nur äußerlich die Verhaltensweise »neu programmiert« wird, benötigt daher einfach Zeit und Mühe. Die

Aufmerksamkeit, die bei dieser Veränderung unterstützt, muss innerhalb einer sehr schnell aufkommenden und kurz andauernden Zeitspanne in einem so hohen Maß wie möglich vorhanden sein – und dies benötigt Übung. Für jeden. Dieses Maß an Aufmerksamkeit muss geschult werden, ebenso wie ein Muskel trainiert werden muss.

Es ist Ihre eigene innere Reise, die vor Ihnen liegt. Haben Sie keine Angst davor, Fehler zu machen. Scheuen Sie sich nicht davor! Es gibt keine Fehler. Tatsächlich gibt es lediglich Möglichkeiten, Dinge neu zu beleuchten und aus Erfahrungen zu lernen.

Gehen Sie, so gut es gelingt, mit dem »Fluss des Lebens« mit. Wandel ist das einzig Beständige in unserem Leben und ein Großteil des Leidens kommt von unserem Widerstand gegen das, was in der Vergangenheit passiert ist, was jetzt passiert und was in Zukunft passieren könnte.

Eine bestimmte Haltung wie Dankbarkeit kann dabei helfen. Man kann Dankbarkeit »kultivieren«, wie im Qigong gesagt wird. Emotionen können aber auch »umgeleitet« werden. Wenn Sie beispielsweise anfangen, Trauer um einen geliebten Menschen zu empfinden, den Sie verloren haben, verwenden Sie diese Emotion als Erinnerung an Ihre Liebe zu ihm und konzentrieren Sie sich stattdessen auf positive Erinnerungen. Denken Sie daran, dass wir unsere Emotionen immer auf der Grundlage mehrerer Faktoren »auswählen«: festsitzende Emotionen, alte Gewohnheiten und Vorstellungen sowie natürlich die aktuellen Umstände. Den Fokus zu ändern – sprich: die Aufmerksamkeit und damit Energie in eine andere Richtung zu lenken –, liegt bei Ihnen. Selbst wenn es nicht auf Anhieb klappt, bleiben Sie dran. Die eigene Haltung jemandem oder etwas gegenüber beeinflusst die emotionale Erfahrung.

Versuchen Sie, mit der Zeit ein immer besseres Unterscheidungsvermögen zu entwickeln. So wie ein Durchschnittsmensch überall Blau wahrnimmt, sieht ein Künstler Azur, Ultramarin, Königsblau etc. Je genauer Ihr Unterscheidungsvermögen wird, desto mehr befreien Sie sich von Ihren Mechanismen und werden nicht mehr von Emotionen »fremdgesteuert«. Gleichzeitig wachsen die eigene Präsenz und die Verbindung mit der Umgebung, je gewahrer man sich seiner eigenen Emotionen wird. Man steht dadurch in engerer Verbindung zum eigenen Körper und zu den gemachten Erfahrungen. Und dies sind wertvolle Begleiter auf Ihrer faszinierenden Reise.

Ich hoffe, dass die Übungen Sie dabei unterstützen, tiefer in Ihre »Energie« und damit in den Fluss des Lebens einzutauchen und sich mit diesem zu verbinden. Als ergänzende Lektüre bietet sich für alle interessierte Leser das Buch »Die heilende Kraft des stillen Stehens« (Irisiana Verlag) an. Es stellt eine wertvolle Übungsmethode in mehreren Varianten vor, die an die Übung »Ruhe und Entspannung« (Seite 125) erinnert und die auch autodidaktisch und ohne Vorkenntnisse leicht zu erlernen ist. Außerdem erhalten Sie wertvolle Zusatzinformationen.

Wenn Sie weitere Übungen erlernen oder die in diesem Buch vorgestellten Übungen vertiefen möchten, bieten sich Seminare oder Übungsstunden bei erfahrenen Qigong-Lehrern an. Ein Lehrer, den ich Ihnen sehr gerne ans Herz legen möchte, ist Jumin Chen (Kontakt: www.ca1.ch). Selbstverständlich sind Sie ebenso bei meinen Seminaren und Ausbildungen willkommen.

Zum Abschluss möchte ich Ihnen noch zwei Tipps mit auf den Weg geben, die nicht unmittelbar mit den Übungen zu tun haben: In der traditionellen chinesischen Medizin wird stets die Mitte betont. Yin und Yang sollen idealerweise möglichst ausgeglichen sein. Versuchen Sie, dieses Prinzip so gut wie möglich in Ihren Alltag einzubauen, wenn Sie nach Gleichgewicht streben – essen Sie weder zu wenig noch zu viel, bewegen Sie sich nicht zu wenig, aber auch nicht zu viel, schlafen Sie weder zu wenig noch zu viel etc. Bedenken Sie jedoch, dass das richtige Maß immer individuell betrachtet werden sollte. Was für den einen Menschen genau passend ist, kann für einen anderen zu wenig oder zu viel sein.

Aromatherapie kann unterstützend wirken, da Düfte unmittelbar eine Auswirkung auf das Gehirn haben. Rosenöl oder Bergamotte werden beispielsweise erfolgreich bei depressiven Verstimmungen eingesetzt. Wenn Sie also die beschriebenen Übungen durchführen, können Sie, wenn Sie möchten, parallel den Duft im Raum verströmen lassen. Ebenso können Bachblüten unterstützend sein, insbesondere für sensible Menschen. Eine weitere Methode, die ich für sehr hilfreich halte, ist unter dem Begriff Emotional Freedom Technique (EFT) bekannt geworden. Dabei werden hilfreiche Akupunkturpunkte, die sich in der traditionellen chinesischen Medizin bewährt haben, nacheinander abgeklopft, während gleichzeitig bestimmte Affirmationen gesprochen werden.

KOPIERVORLAGE FÜR IHRE ÜBUNGSPRAXIS

Diese Seiten können Sie sich kopieren und für die eigene Übungspraxis anwenden. Sie finden sie auch zum Download unter www.irisiana.de/emotionale-balance. Der Überblick, den Sie durch das Ausfüllen gewinnen, kann wertvoll sein, um mehr über die Bedürfnisse Ihres Körpers nach emotionaler Heilung zu erfahren. Allein schon der Akt des Niederschreibens oder Aufmalens kann dabei helfen, sich einiger Aspekte bewusster zu werden und sich auszudrücken.

Bitte kreuzen Sie an, was momentan am ehesten auf Sie zutrifft.

Vorherrschende Emotion, die ich als hinderlich empfinde:

- ☐ Traurigkeit, Melancholie
- ☐ Angst, Panik
- ☐ Wut, Zorn, Ärger
- ☐ Sorgen, Grübelei
- ☐ exzessive Freude

Bereich meines Lebens, in dem unangenehm empfundene Emotionen aufkommen und/ oder sich verstärken:

- ☐ Familie
- ☐ Partnerschaft, Kinder
- ☐ Arbeitsplatz
- ☐ Freizeit
- ☐ Spiritualität
- ☐ …

Bereich meines Lebens, in dem unangenehm empfundene Emotionen kaum/selten auftreten oder gemindert werden:

- ☐ Familie
- ☐ Partnerschaft, Kinder
- ☐ Arbeitsplatz
- ☐ Freizeit
- ☐ Spiritualität
- ☐ …

Zeichnen Sie einen Kreis und malen Sie wie Tortenstücke einzelne Bereiche ein. Je mehr Raum ein Bereich einnimmt, desto größer sollte Ihr Tortenstück ausfallen. Verwenden Sie einen Kreis für die objektive Zeit, die die einzelnen Bereiche einnehmen. In den zweiten Kreis können Sie den gefühlten Energieaufwand beziehungsweise die Anstrengung eintragen, die dieser Bereich erfordert. Tragen Sie in den dritten Kreis den jeweiligen Geldaufwand ein, da finanzielle Schwierigkeiten Ihre emotionalen Zustände mit beeinflussen können.

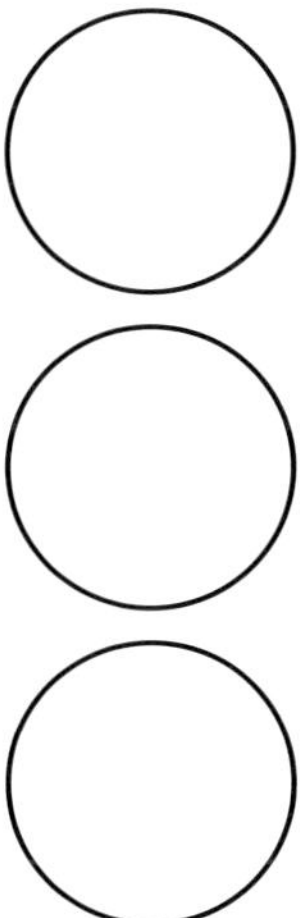

Diese Woche habe ich ❑ 10 ❑ 20 ❑ 30 ❑ 40 ❑ 50 ❑ 60 ❑ >60 Minuten geübt.

Folgende Übungen habe ich gemacht: Seite ……, ……, ……

Vor dem Üben habe ich körperliche Spannungen an diesen Stellen gespürt:

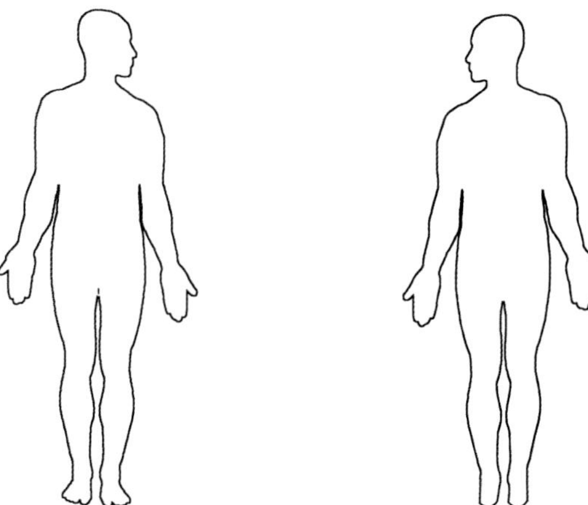

Nach dem Üben habe ich körperliche Spannungen an diesen Stellen gespürt:

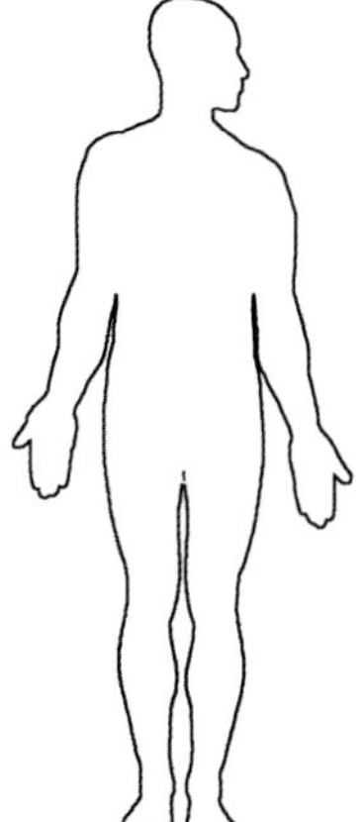

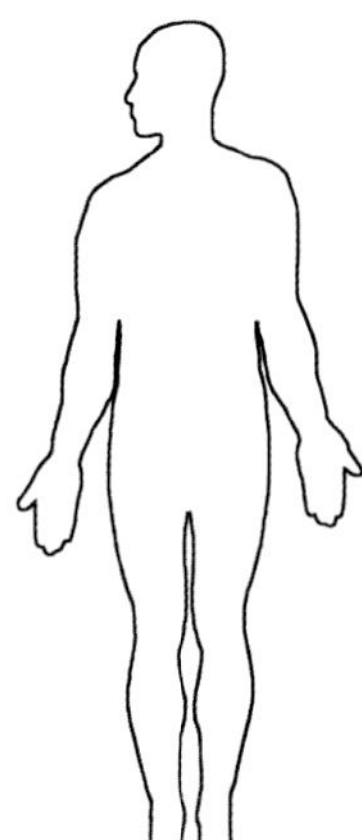

Waren sonstige Veränderungen spürbar? Wenn ja, welche waren es?

....

Bitte tragen Sie hier einen Aspekt ein, der Ihnen besonders wichtig ist. Die Übungen können sich – wie auch die emotionalen Zustände – in unterschiedlichen Bereichen auswirken, zum Beispiel in einer Gewichtszu- oder -abnahme, harmonischeren sozialen Beziehungen, geänderten finanziellen Verhältnissen etc. Je harmonischer Ihr Innenleben wird, desto mehr wird es sich auch in anderen Bereichen niederschlagen, auch in denen, die auf den ersten Blick gar nichts mit Ihren Emotionen zu tun haben.

Was hat sich nach einer Woche Übungszeit verbessert/verschlechtert?

Schlaf	☐ verbessert	☐ verschlechtert
Müdigkeit/Erschöpfung	☐ verbessert	☐ verschlechtert
Stress	☐ verbessert	☐ verschlechtert
Konzentration, Lernfähigkeit, Gedächtnis	☐ verbessert	☐ verschlechtert
Menstruation	☐ verbessert	☐ verschlechtert
Stimmung	☐ verbessert	☐ verschlechtert
....	☐ verbessert	☐ verschlechtert
....	☐ verbessert	☐ verschlechtert
....	☐ verbessert	☐ verschlechtert

Was hat sich nach einem Monat Übungszeit verbessert/verschlechtert?

Schlaf	☐ verbessert	☐ verschlechtert
Müdigkeit/Erschöpfung	☐ verbessert	☐ verschlechtert

Stress	☐ verbessert	☐ verschlechtert
Konzentration, Lernfähigkeit, Gedächtnis	☐ verbessert	☐ verschlechtert
Menstruation	☐ verbessert	☐ verschlechtert
Stimmung	☐ verbessert	☐ verschlechtert
....	☐ verbessert	☐ verschlechtert
....	☐ verbessert	☐ verschlechtert
....	☐ verbessert	☐ verschlechtert

Was hat sich nach drei Monaten Übungszeit verbessert/verschlechtert?

Schlaf	☐ verbessert	☐ verschlechtert
Müdigkeit/Erschöpfung	☐ verbessert	☐ verschlechtert
Stress	☐ verbessert	☐ verschlechtert
Konzentration, Lernfähigkeit, Gedächtnis	☐ verbessert	☐ verschlechtert
Menstruation	☐ verbessert	☐ verschlechtert
Stimmung	☐ verbessert	☐ verschlechtert
....	☐ verbessert	☐ verschlechtert
....	☐ verbessert	☐ verschlechtert
....	☐ verbessert	☐ verschlechtert

Notieren Sie die Übungen, Techniken und alle weiteren Aspekte, die Ihnen am meisten geholfen haben, und die Zeit, die Sie dafür aufgewendet haben.

....

ÜBUNGEN BEI SPEZIELLEN BESCHWERDEN

QUELLEN UND LESEEMPFEHLUNGEN

Bayliss CR, Bishop NL, Fowler RC. Pineal gland calcification and defective sense of direction. Br Med J (ClinRes Ed) 291(6511):1758–1759, 1985

Corballis MC. Left brain, right brain: facts and fantasies. PLoS Biology 12(1):e1001767, 2014

Davanger S. The brain's default mode network – what does it mean to us? ACEM: The Meditation Blog 09.03.2015. https://www.themeditationblog.com/the-brains-default-mode-network-what-does-it-mean-to-us/ (15.02.2022)

Dickerson SS, Kemeny ME, Aziz N et al. Immunological effects of induced shame and guilt. Psychosom Med 66(1): 124–113, 2004

Frankl VE. Man's search for meaning. Random House, 2008. Deutsche Ausgaben: Frankl VE. Ein Psychologe erlebt das Konzentrationslager. Verlag für Jugend und Volk, Wien 1946; Frankl VE … trotzdem Ja zum Leben sagen. Ein Psychologe erlebt das Konzentrationslager. Penguin Verlag, 2018

Froeliger B, Garland EL, Kozink RV et. al. Meditation-state functional connectivity (msFC): strengthening of the dorsal attention network and beyond. Evid Based Complement Alternat Med 2012:680407, 2012

Gera B. Die heilende Kunst des stillen Stehens. Irisiana Verlag, 2021

Gera B. Guolin Qigong, Irisiana Verlag, 2014

Gershon MD. Der kluge Bauch. Die Entdeckung des zweiten Gehirns. Goldmann, 2001

Hasenkamp W, Barsalou LW (2012). Effects of meditation experience on functional connectivity of distributed brain networks. Front Hum Neurosci 6:38, 2012

Kandel ER. A new intellectual framework for psychiatry. Am J Psychiatry 155(4):457–469, 1998

Killingsworth MA, Gilbert DT. A wandering mind is an unhappy mind. Science 330 (6006):932, 2010

Levine PA. In an unspoken voice: how the body releases trauma and restores goodness. North Atlantic Books, 2010

Ni M (Hrsg.) Der Gelbe Kaiser: Das Grundlagenwerk der Traditionellen Chinesischen Medizin. Knaur MensSana TB, 2022

Panksepp J. Affective neuroscience: The foundations of human and animal emotions. Oxford University Press, 2004

Perkins R. Evidence for a human geomagnetic sense. Caltech – California Institute of Technology 18.3.2019. https://www.caltech.edu/about/news/evidence-human-geomagnetic-sense (15.02.2022)

Sapolsky RM. Behave: the biology of humans at our best and worst. Penguin, 2017. Deutsche Ausgabe: Sapolsky RM. Gewalt und Mitgefühl. Die Biologie des menschlichen Verhaltens. Carl Hanser Verlag, 2017

Selye H. General adaptation. In: Selye H. The stress of life. McGraw-Hill,1956. Deutsche Ausgabe: Selye H. Stress beherrscht unser Leben. Heyne Verlag, 1991

Sivin N. Medicine, philosophy and religion in ancient China: researchers and reflections. Variorum, 1995

Strack F, Martin LL, Stepper S. Inhibiting and facilitating conditions of the human smile: a nonobtrusive test of the facial feedback hypothesis. J Pers Soc Psychol 54(5):768–777, 1988

Tiller WA. Science and human transformation: subtle energies, intentionality and consciousness. Pavior, 1997

Tseng WS, Yun LQ, Yin PY. Psychotherapy for the Chinese: Cultural considerations. In: Lin TY, Tseng WS, Yeh EK (Hrsg.) Chinese societies and mental health. Oxford University Press, 1995, p. 281–294

Twenge JM. Increases in depression, self-harm, and suicide among U.S. adolescents after 2012 and links to technology use: possible mechanisms. Psychiatric Research and Clinical Practice 2(1):19–25, 2020

Wang CX, Hilburn IA, Wu D-A et al. Transduction of the geomagnetic field as evidenced from alpha-band activity in the human brain. eNeuro 6(2):ENEURO.0483–18.2019

Wu DYH. Psychotherapy and emotion in Traditional Chinese Medicine. In: Marsella AJ, White GM (Hrsg.) Cultural conceptions of mental health and therapy. Reidel, 1982, p. 285–302

In Bezug auf die Auffassung von Emotionen im Westen sind zudem frühe Arbeiten von Psychoanalytikern wie Franz G. Alexander und Otto Fenichel empfehlenswert.

Danksagung

Ich danke meinen Eltern für die immerwährende Liebe und Freundschaft sowie das größte Geschenk, welches einem gemacht wird: das Leben. Meine Mutter war der Grund dafür, dass ich begann, den Weg des Qigong und anderer Heilkünste auf diese Weise zu beschreiten, und dass ich nun das Wissen in meinem Unterricht und in Büchern weitergebe. Der Dank meiner Schüler gebührt somit dir. Und ich danke dir auch dafür, dass Qigong, Yiquan und andere traditionelle Heilkünste dadurch einen größeren Platz und Wert in meinem Leben eingenommen haben, denn sie bereichern jedes Leben ungemein. Meinem Vater danke ich für die Freundschaft und die Verbindung, die wir haben. Du hast mir die ersten Türen zu östlicher Heilkunde geöffnet. Schön, den Weg nun mit dir zusammen zu gehen. Ich liebe euch und freue mich stets, dass ihr bei mir seid.

Danke meinem Lehrer für all die Impulse, meine innere Entwicklung und intensive Schulung. Ich danke dir von Herzen für alles, was ich niemals in Worten ausdrücken kann. Danke für die Zeit und Energie.

Danke dem Menschen, der dies alles unterstützt, für die Verbindung und die gemeinsame Zeit. Danke für die Geborgenheit, den Austausch und das offene Herz.

Jumin für die Freundschaft, den intensiven Unterricht und den stetigen Rückenwind, den du mir seit unserer ersten Begegnung gibst. Danke für all deine Herzlichkeit und die wärmende Energie. Durch deinen Glauben an mich habe ich begonnen, selbst an mich zu glauben. Danke, dass du Familie bist, und danke dafür, deine Schülerin sein zu dürfen.

Emilia und Angela danke ich für unsere Freundschaft seit Kindertagen. Danke, Angela, für den Rückenwind, die Unterstützung und deine ansteckende, inspirierende Freude in allen Lebenslagen. Ebenso Rita, Jozsef, Kerstin und Claudia für unsere Verbindung und die gemeinsame Zeit.

Hélène, Anja und Gisela für die Unterstützung meiner Arbeit in ihren Anfängen und unsere Freundschaft.

Besonderen Dank an Doortje für das wie immer so wundervolle Lektorat und unseren Austausch. Ebenso an Sven für die Unterstützung und Zusammenarbeit bei diesem Buch. Es ist immer eine große Freude und ein Geschenk, mit euch zusammenzuarbeiten. Lieben Dank auch an Sabine für die wunderbare Organisation und positive Energie sowie den Fotografinnen und Tina für den gemeinsam verbrachten Tag. Nicht zuletzt danke ich Christiane für die Pressearbeit und dem restlichen Redaktions- und Herstellungsteam, die dazu beigetragen haben, dass dieses Buch so erscheint, wie Sie es nun in Händen halten. Herzliche Grüße an dieser Stelle auch an Sarah.

Danke aus tiefstem Herzen allen Menschen, denen ich bislang begegnet bin oder deren Werke ich gelesen habe – für die Möglichkeit, von ihnen zu lernen und zu wachsen. Besonderen Dank auch an meine Schüler, von denen ich genauso lerne wie sie von mir, für die herzlichen Begegnungen und entstandenen Freundschaften. Es ist eine Freude und Bereicherung, euch zu unterrichten, und ich danke euch, dass ihr mich an eurem Weg teilhaben lasst und mich auf dem meinen begleitet. Danke für das Vertrauen und all eure Rückmeldungen, die auch in dieses Buch eingeflossen sind, und dafür, dass ihr dieses wertvolle Wissen auch selbst verbreitet und/oder in eurem Leben umsetzt.

Nicht zuletzt danke ich allen Lesern und Leserinnen. Ich hoffe, dass dieses Thema Sie ebenso begeistert wie mich und Sie etwas in diesem Buch finden, das Sie auf Ihrem Weg begleitet. Möge es Sie bestmöglich auf Ihrem Weg unterstützen.

Die erfolgreiche Qigong-Reihe

Wirksame Hilfe aus der Schatzkiste traditionellen chinesischen Heilwissens

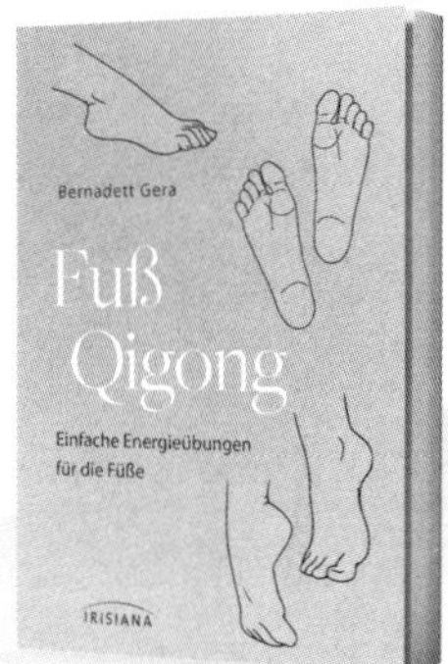

96 Seiten
ISBN 978-3-424-15344-6

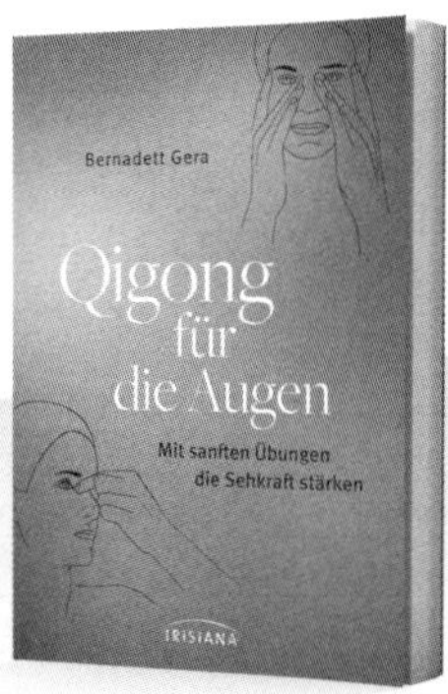

128 Seiten
ISBN 978-3-424-15388-0

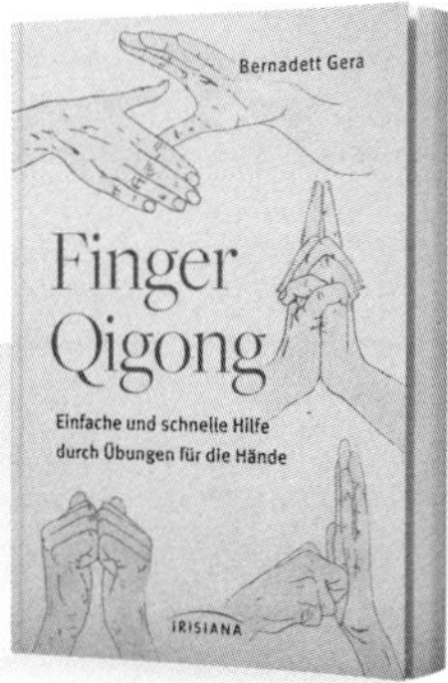

96 Seiten
ISBN 978-3-424-15292-0

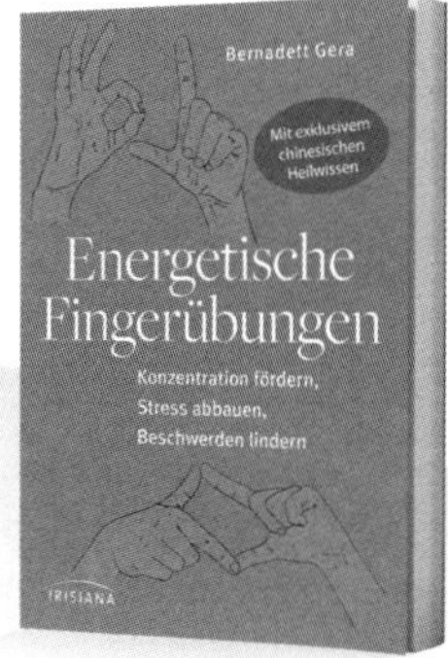

96 Seiten
ISBN 978-3-424-15330-9

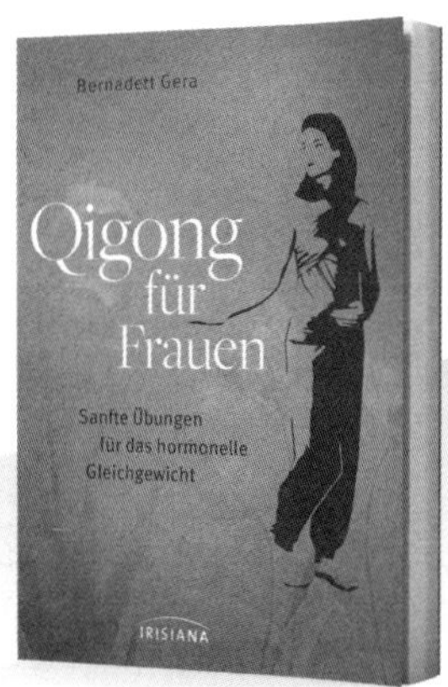

128 Seiten
ISBN 978-3-424-15357-6

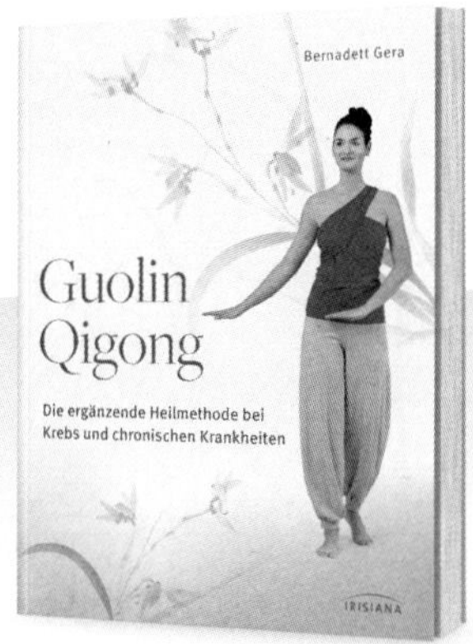

208 Seiten
ISBN 978-3-424-15250-0

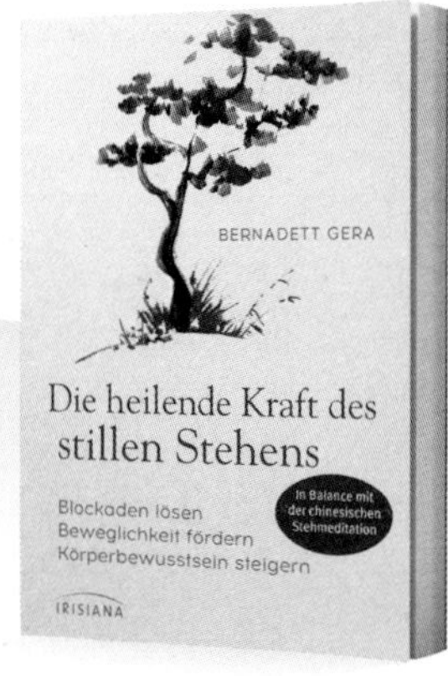

112 Seiten
ISBN 978-3-424-15393-4

Mehr Infos unter www.irisiana.de

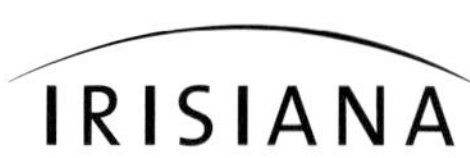